不和媽媽說再見

趙銳著

獻給春蕾西貝一家

感謝女兒趙澈及兩隻家貓帶來的靈感

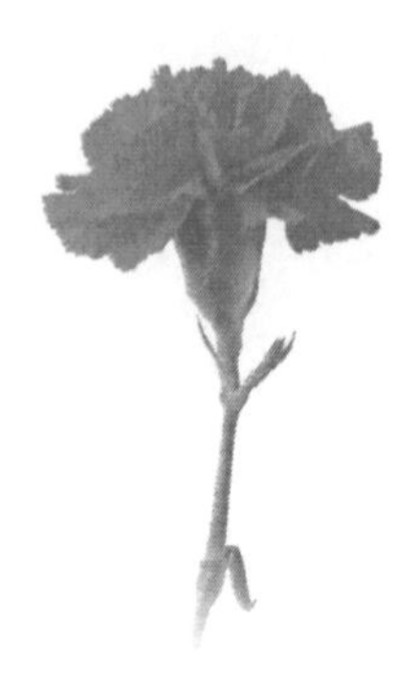

CONTENTS

1 愛笑的湉湉

湉湉是一個長相甜美的六歲小女孩。媽媽常說，湉湉是她的開心果，不管什麼時候，只要一看到湉湉天真純潔的笑臉，天大的煩惱都會忘到九霄雲外去。

媽媽是中文系畢業的「才女」，從小到大執著地做著「作家夢」，平時沒事還愛填個詞、作個詩什麼的，她對詞語的挑剔，那可不是一般二般的。記得當初為迎接腹中的孩子，媽媽早早便下定決心，發誓要起一個天底下最獨特、最優雅、最高貴、最大氣的名字。為此她折騰了大半年，差不多翻遍了《中國文學史》和大小詞典，在她鍾愛的《詩經》、《論語》、《楚辭》和唐詩宋詞裡找了無數個典故，積累了諸如「沁寒」、「卓仁」、「思齊」、「天騏」等一個個不同凡響的名字。可是，當經過數十小時的產前陣痛，當她終於在汗水和淚水中生下一個又白又胖的丫頭時，她立刻決定放棄它們——這些漢字的組合過於單薄和做作，無論如何也表達不了一個新生命的複雜內涵啊！

「天哪天哪！這孩子居然一生下來就會笑耶！」媽媽大呼小叫讚歎不已。

爸爸一聽這話趕緊跑過來，他們一起盯著這個剛剛降臨人間的「天外來客」：哇！只見小傢伙睜著一雙黑眼睛，專注地望著前方不知道什麼地方。望著望著，她忽然咧著粉嘟嘟的小嘴嫣然一笑！呀，整個世界頓時芬芳、美妙起來……

媽媽嘖嘖連聲：「真是天使啊！這樣的孩子不叫『甜甜』還能叫什麼？」

爸爸也說道：「女兒本來就是父母的小甜心嘛！」

這件事頗能證明，媽媽就是這麼一個感情豐富、心思細膩的人，而且她說風是風、說雨是雨，向來習慣跟著感覺走。爸爸呢，爸爸那時基本上不問家事，他大概覺得家裡有媽媽這麼能幹的「才女」打理，足夠了。

後來「甜甜」之所以成為「湉湉」，完全是媽媽理智回歸的結果。當媽媽從初為人母的激動中回過神來，她不得不承認，「甜甜」實在是太平庸了。雖然明知「湉」這個字是形容水波平靜的樣子，與甘甜、甜蜜之類的涵義沒有關係，但媽媽還是覺得選

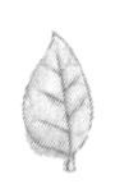
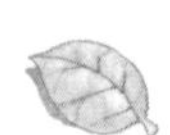

「湉」字一舉兩得：既與「甜」同音，符合女兒的性格特點，又不是用濫了的俗字，顯得卓爾不群。再說了，關於這個「湉」字，媽媽還有一個不足為外人道的「小祕密」：媽媽上高中時，有一次歷史考試，全班只有媽媽一人填對了光緒皇帝的名字「載湉」，老師在批評全班的同時把媽媽狠狠表揚了一堂課。從那以後，媽媽每遇「湉」字都會眼前一亮，彷彿這個字成了她的幸運符，如今把女兒命名為「湉湉」，也頗有承繼好運的意思。巧就巧在爸爸正好姓「田」，「田湉」這個大名叫起來還是相當順溜的！

還真給媽媽說著了，湉湉生來就是個愛笑的丫頭。她的小胖臉上一天到晚掛著可愛的笑容，再加上梳著羊角辮，每每還穿著粉色的蕾絲裙子，所以走到哪裡都會被人圍觀：「啊呀，這孩子真是愛死人了，要是我家的就好了！」「咋這麼討喜呢，恨不得捏她一把！」「瞧這小模樣長的，真該上電視臺ＰＫ『超級寶貝』去！」這樣的讚美聽多了，湉湉似乎明白了其中的套路，於是下次再遇到類似的話頭，她便會很快接住。比如人家剛說：「這孩子真是可愛（或愛死人，或真讓人喜歡等等）。」湉湉馬上接茬道：「要是我家的就好了！恨不得捏她一把，真該上電視臺ＰＫ『超級寶貝』去！」

這樣的場景帶來的喜劇效果是驚人的，人們往往先是目瞪口呆，然後爆笑如雷。經常笑得眼淚都出來了，還把湉湉抱在懷裡左親右親，捨不得撒手。湉湉看大家高興，自己也情不自禁地跟著來勁，笑得「咯咯咯咯」的，越發綻放得像朵嬌嫩的小花。當然，那是湉湉小時候的事情，現在的湉湉已經不會這樣與人對話，她長大了。湉湉一般把幼稚園小班之前稱作「小時候」，現在她上幼稚園大班，過完暑假就升小學。

「你那時候還傻啊？哪有自己主動誇自己的？」講起湉湉「小時候」的故事，媽媽常常是又好氣又好笑。

湉湉早把「小時候」忘得一乾二淨，她興趣盎然地聽完還很得意：「嘻嘻，我幫他們先說了，省得他們再費口舌不好嗎？」

媽媽語重心長地教導道：「小時候天真爛漫點沒關係，要是長大了還這樣，那可麻煩啦！」

湉湉不以為然地哈哈大笑：「嗨，麻煩什麼呀，逗大家開心唄！不然我人氣能這麼高？」

說完，還對著媽媽做個大大的鬼臉。

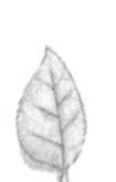

媽媽只得無奈地搖搖頭道：「你這孩子沒心沒肺的，開心開心，就知道開心，好像世界就是個大蜜罐子似的！唉……」

湉湉不懂，媽媽為什麼就不能開心呢？要是能把自己的快樂傳染點給媽媽該多好啊！媽媽似乎總有操不完的心，她經常愁眉緊鎖，講話急匆匆的，手機不停地響來響去。湉湉有時候纏著媽媽，要她關掉手機跟自己玩一會兒，媽媽十有八九會說：「乖，湉湉一個人玩吧，媽媽還有事！」

湉湉最瞧不起那些一離開媽媽就哭成大淚包的傢伙。幹什麼每時每刻都得媽媽陪呀，湉湉自己看書、畫畫、玩遊戲，照樣很high。別說白天有這樣那樣好玩的事情，就算晚上躺在床上，就算睡著了閉上眼睛，湉湉也能在黑暗中甚至在睡夢中笑出聲來。是的是的！湉湉能看見一般人看不見的那些東東：閃著七彩光芒的神祕城堡呀，美麗活潑的長髮公主呀，善良古怪的魔法精靈呀，還有美人魚愛麗兒、沙漠公主茉莉、灰姑娘仙杜麗娜……啊！湉湉也成了她們中的一員，湉湉長出了翅膀、穿上了長裙，湉湉成了世界上最幸福的人……

湉湉真是好心疼媽媽那一臉疲憊的樣子。媽媽好像老是會失眠，湉湉有時候一覺醒來，還發現媽媽在睜著眼睛發呆。湉湉偶爾會聽見爸爸勸媽媽：「很多事情咱們操心也沒有用，那就不如不操心！人活世上臉皮必須厚一些，別什麼事都放心上……」只是爸爸在家的閒暇時間實在太少了，他難得有功夫陪媽媽說話。而且爸爸的勸說似乎沒有新意，他翻來覆去永遠只說那麼幾句話，還一副老師訓斥學生的模樣。後來媽媽聽得煩了，爸爸也說得膩了，於是媽媽獨自睜眼發呆的夜晚便多了。湉湉不知道怎麼幫媽媽分憂，她只能拉媽媽一起玩，希望媽媽像她一樣沒心沒肺一會兒。

然而媽媽並不理解湉湉的心思，每當此時，她十有八九會說：「乖，湉湉一個人玩吧，媽媽還有事！」

唉，媽媽哪天能沒有事呢？難道還有比陪伴湉湉成長更重要的事嗎？

有一次，湉湉認真地與媽媽談了心。她學著媽媽的樣子皺著眉頭，憂心忡忡地問家裡是否沒錢吃飯或者房貸出現了困難？媽媽吃驚地睜大眼睛，搞不懂五六歲的孩子為何忽然關心起「國計民生」的大問題來，好像她湉湉已經風餐露宿、食不果腹了似的。確

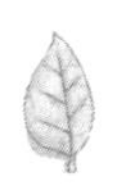
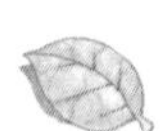

信飯錢、房貸都有著落，湉湉趕緊又問家裡是否還有閒錢可以買芭比？

媽媽這下生氣了，她用很重的語氣批評道：「湉湉，爸媽再有錢，也不能三天兩頭給你買芭比！你說這話還像個好孩子嗎？」

哪曉得，湉湉卻被媽媽罵出了笑容！

她像大人那樣長長地「吁」了一口氣，一臉「總算放心」的表情。

湉湉摟著媽媽發嗲道：「媽媽，咱們有吃有喝有房子住，還有多餘的錢可以買芭比，那咱們還有什麼好不開心的呢？媽媽不是說湉湉是開心果，一看到湉湉，就把天大的煩惱忘到九霄雲外去了嗎？媽媽可要說話算數哦！」

媽媽怔住了，她機械地撫摸著湉湉的頭髮直發愣。

半晌，媽媽才緊緊抱住湉湉，聲音顫抖地道：「是啊，咱們已經夠幸福的了，憑什麼不開心？媽媽有湉湉，湉湉有媽媽，咱們有什麼理由不開心？你看媽媽現在多開心！」

湉湉伸出小拇指笑道：「拉鉤上吊，一百年，不許變！」

媽媽也伸出了小拇指：「一百年，不許變！」

家中的花貓看到了這一幕，那一天湉湉和媽媽有過約定。她們打了勾勾。

可是，生活中的煩惱是那麼地「剪不斷，理還亂」，媽媽哪那麼容易抽身事外呢？

和當今中國大城市的許多孩子一樣，湉湉衣食無憂，差不多是要什麼有什麼，她根本不知道父母為呵護她付出了多少努力。

自從有了她，一向勤儉的父母便如同換了個人，花起錢來整個一行雲流水！因為對國貨沒有信心，媽媽在孕期便開始「崇洋媚外」：法國的鞋子、日本的帽子、美國的連身衣、德國的奶嘴、英國的奶瓶……一律高價囤積居奇。至於胎教的音樂、書籍、圖片等，那更是媽媽最捨得投入的東西，湉湉還沒出生家裡已經堆積如山。

湉湉落地後，嘴巴和屁股的問題首當其衝。母乳餵養營養經濟且能增近親子關係，是一舉多得的好事。媽媽本想堅持母乳餵養八個月以上，這樣能省出一大筆「尿不濕」的錢來。沒想到人算不如天算，湉湉才四個月大，媽媽這條「母親河」竟漸漸乾涸斷流了。從那時起，湉湉轉而以昂貴的進口奶粉為生，而且刁鑽地非荷蘭奶粉不食。隨著湉

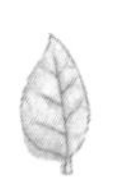

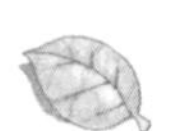

湉體重、身高的迅速增長，她每月消耗的奶粉至少五六罐，差不掉幹掉了父母的大部分收入。

好在湉湉的小屁股還算爭氣，人家早早參悟了「條件反射」的真諦，從而直接導致「尿不濕」使用量下降，為「節能減排」做出了突出貢獻。要是另外再請保姆的話，家裡的日子真要捉襟見肘了。好在湉湉既有奶奶又有外婆，兩位老人隨叫隨到，還各自比著疼愛湉湉。這讓媽媽暗自鬆了一口氣，也實實在在地節省了一筆保育費用。

錢要花在刀刃上，除了優先考慮嘴巴，確保孩子有一個好身體外，媽媽同樣重視的還有花費不菲的教育。湉湉的教育是從胎教開始的，首任教師的席位容不得他人染指，那是屬於媽媽一個人的專利。第一筆教育投入已經記不清了，大概是一張維也納愛樂樂團的正版莫札特CD。

大筆經費支出始於湉湉滿月，嬰兒游泳班上千元的報名費讓媽媽十分心痛，但一想到孩子越早親近水就越容易開發智力，媽媽還是毫不猶豫地一筆付清。然後，一歲上親子班，兩歲上早教班，三歲上特長班，四歲上明星班，五歲上潛能班，六歲上學前班；

然後，唱歌、跳舞、鋼琴、輪滑、畫畫、書法、英語、跆拳道，幾乎樣樣學了個遍；然後，放假要看電影，過節要逛公園，閒時吃個比薩，樂時遊遍城區，再加上芭比、時裝一個都不能少……湉湉一路走來一路金，她這「千金小姐」那真是從頭到腳、從裡到外地名副其實！

爸爸媽媽是不是非常辛苦？他們是不是有太多的生活壓力？說實話，湉湉的小腦袋裡從來就沒這些概念，甚至連一個念頭也沒閃過。這能怪她嗎？當然怪不得！她還是個學齡前的孩子嘛。有哪個五六歲的孩子在乎過父母的壓力呢？真要那麼早熟早慧，那還是這地球上的孩子嗎？

所以，不管從哪個角度看，湉湉都只是一個再正常不過的普通孩子。正如所有正常普通的孩子一樣，她那時滿心以為：白天過去鐵定是黑夜，黑夜過去鐵定是白天，自己擁有的一切都是鐵定的、理所當然的，而且永遠永遠永遠，不會改變。

等湉湉明白這想法是多麼孩子氣時，那顯然已經很多很多年過去了。

其實，湉湉對爸媽也不是一無所知。她剛會講話就知道爸媽的姓名和手機號碼，後

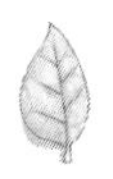
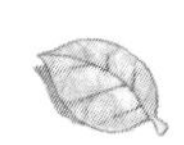

來更能準確報出他們的工作單位和工作地點。

湉湉小時候每每下樓，總能聽到奶奶向鄰居們炫耀：「我兒子媳婦都是名牌大學的高材生，他們一個在大公司當經理，一個在大報社當記者，工作體面著呢，大把大把掙錢！」湉湉不懂什麼是「體面」，但她用腳趾頭猜也猜得出「體面」是一個好詞，否則奶奶不可能那麼得意，鄰居也不可能那麼讚歎。

湉湉不知道，自己出生前，爸爸有好長時間比較閒散。那時爸爸在一所中學擔任電腦教師，要上的課不多，每週有大把時間打球、看書、找朋友吹牛。他跳槽到電腦公司，是湉湉出生以後的事情了。那時候忙碌的是媽媽，媽媽大學畢業後到了報社，從文體新聞部的娛樂記者起步。娛樂記者簡稱「娛記」，當上了「娛記」，便意味著不論演出耗到多晚，你都得馬不停蹄地趕回報社發稿；影視明星凌晨有空，你便只能守在電話機前進行凌晨的採訪；全國人民嗑著瓜子看春晚過大年，你卻必須盯在現場挖掘幕後花絮……對「娛記」來說，半夜三更下班是家常便飯，偶爾晚上八九點鐘收工，那簡直跟中了大獎差不離！好在那時候媽媽年輕，身體好、熱情高、好奇心重，晝夜不分連軸轉上個把星期也不帶叫聲苦的，天天披星戴月還成就感特足。

湉湉記事時，爸爸媽媽的狀態正好調了個個。

爸爸不甘清貧，瞞著爺爺奶奶悄悄從中學辭了職下了海，而媽媽則從忙碌的新聞一線調整到副刊部當了編輯，每天可以正常上下班。

在湉湉的記憶裡，爸爸很少在家吃飯，經常醉酒，還三天兩頭出差。湉湉眼中的爸爸就像一個匆匆忙忙的旅客，身上不是瀰漫著濃重的煙酒味，就是散發著一股路上的塵土氣息。媽媽則不然，媽媽雖然每天一大早就出門，但只要天黑她鐵定回家，湉湉對媽媽的期盼是可以落到時間點上的。

「爸爸更喜歡熱鬧，所以他總在外面應酬；媽媽更喜歡清靜，所以她多在家裡休息。」一時間長了，湉湉慢慢形成這樣的看法。她對爸媽的表現沒有好壞優劣的評價，只是以為所見即所得，自己看到的就是生活的本來面目。

殊不知生活是那麼一個性格多變、弔詭難測的調皮鬼，它就像一條深不見底的大河，你若只看到河面上漂浮的泡沫和垃圾，你對它的判斷怎能不膚淺、不表面呢？

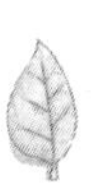

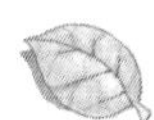

許多年後，當湉湉長大成人，她將瞭解這樣一個「中國式成長」故事：

在遙遠的中原山村，有一戶貧寒的四口之家。一家之主的父親，是位很要面子的中學民辦教師，因為做人做事方正沉穩，深受方圓幾十里的鄉親們敬重。母親雖是大字不識一籮筐的村婦，卻能說會道，相當地精明能幹。父親年輕時最大的夢想是「轉正」，也就是從收入菲薄、地位低下的民辦教師，轉為有編制、吃「皇糧」的國家正式教師。如果他「轉正」成功，那麼，全家人的命運都會隨之「鯉魚跳龍門」。可惜父親奮鬥再三沒能如願，這成了他這輩子最大的遺憾。

然而，上天賜他們一雙好兒女作為補償，父親為此常常慶幸祖上三代燒了高香。兒子是當地遠近聞名的「小鳳凰」，他以第一名的成績從村裡殺到鄉裡，再殺到縣裡，最終一路過關斬將成為當地的高考「狀元」。一為實現父親的夢想，二為減輕家中的負擔，兒子填報了一所遠在東南大都市的全國著名師範大學，他成為村裡有史以前第一位大學生。家中為兒子金榜題名掛起的大紅燈籠還沒褪色，兩年後，這家女兒又考中了城裡的財務專科學校，雖說只是大專，畢竟也是村裡第一位女大學生。因為出了這一對「龍鳳」，這家人在當地的風光那真是不可言說！

花開兩朵，各表一枝。話說距離這個村莊不遠的鄰縣縣城，有一個殷實本分的機關幹部家庭。父親官場失利後不再擁有實職，卻可以終身享受正科待遇。母親「以工代幹」在縣圖書館有個閒差，除了上班織毛衣、嘮家常，下班後她有大把時間照顧家庭。當父親對仕途心灰意冷之後，他轉而把目光投注到自己孩子身上，他們有三個乖巧聽話的女兒——不用說，這三個女兒是夫妻倆屢敗屢戰要生兒子的結果。

在父親的嚴厲管教和良苦用心下，三個女兒都成為品學兼優的好學生，其中小女兒文學天賦尤其突出，小小年紀就在各級媒體發表作文，並最終如願以償考上師大中文系。「請問您教育孩子有什麼祕訣嗎？」縣電視臺在小女兒高中後採訪了父親。父親一臉嚴肅地回答：「我的祕訣就是『樹雄心、立大志』。我的女兒，能得第一的，絕不許得第二！」

看明白了吧？上面介紹的這兩位，一個正是湉湉爸，另一個則是湉湉媽。他倆是知根知底的同學兼老鄉，一度都是當地出了名的「天之驕子」。

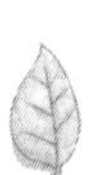

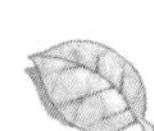

上面鋪墊的是他們大學前的故事，下面再說說他們大學後。

話說湉湉的爸媽相識於大學同鄉會，那是一個讓大一新生溫暖無比的組織。記得剛進校門那會兒，湉湉的爸媽對陌生的城市、陌生的校園、陌生的生活無一不充滿畏懼，他們覺得自己的穿著打扮、言談舉止、日常習慣乃至思維方式都與別人格格不入。這讓他們一時間找不著北，彷彿走丟了的孩子，既手足無措又走投無路。只有在同鄉會他們才真正放鬆，用濃重的口音說著外人聽不懂的方言，大口大口吃著口味奇特的土菜，他們互相支撐著找回一些安全感和歸宿感。

大一第一學期在新生的期盼中熬到了頭，相貌堂堂的「高考狀元」和性格溫婉的中文系才女一路同行結伴還鄉。在揮手告別各自回家的當口，他們驀然體會到一絲別樣的情愫——愛情在那一剎那從天而降，從此他們的大學生活開始甜蜜！

大學畢業後，湉湉的爸媽沒有離開自己求學的城市。大學畢業的頭兩年，他們分別住在單位的集體宿舍裡。兩人一個城東，一個城西，乘公車至少要花個把小時，騎自行車少說也得四五十分鐘。但湉湉爸每天下班都雷打不動地穿城而過，直到陪女朋友發完稿、送她回宿舍熄了燈，他才幸福地原路返還。

後來，他們分到一間不足二十平米的老房子，兩人自己動手刷牆漆地，簡簡單單建起一個家。再後來，他們的事業蓬勃發展，爸爸當了經理，媽媽有了職稱，家裡有了新房、新車以及湉湉……

俗話說：「如人飲水，冷暖自知。」這日子過得好不好，可不是光憑外表就看得真切的。

在旁人眼裡，湉湉一家已然跨入中產階級行列，是這城裡令人羨慕的「白領」甚至「金領」。然而媽媽內心深處的感受，卻是五味雜陳不足為外人言。

回顧畢業十來年的打拚歷程，真算得上是一路風雨、一路汗水！作為大都市的「草根一族」，她和湉湉爸完全是赤手空拳白手起家。眼下雖說暫且有了安身立命的基礎，可她並不能從這些所謂的「成功」中獲得些許安慰。恰恰相反，她覺得世人看到的都是假象，她和湉湉爸不過是一對來自窮鄉僻壤的醜小鴨，在人海茫茫的大都市裡平凡極了也卑微極了。有人喜歡扮演外表光鮮的孔雀，他們樂此不疲地開屏、開屏，在不知真假的喝彩聲中自我陶醉，媽媽不僅做不到如此這般裝模作樣，她還對類似的「作秀」厭煩透了。

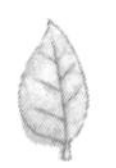
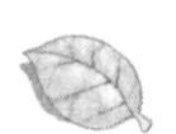

為什麼人們總看不到生活的本來面目呢？生活的本來面目其實是這樣的：媽媽的「作家夢」遲遲沒有實現，在報社的上升空間又屢屢受到阻斷，看到筆下的文章越來越四平八穩、面目可憎，媽媽簡直無法控制地厭惡自己。撇開心底這塊隱痛不談，其他還有什麼值得誇耀的亮點呢？

不錯，進入二十一世紀以來，因為全國房價出人意料地持續飛漲，當初借錢舉債買下的學區房算是幸運地賺到了。可總共不足五十平米的面積，自從有了湉湉就擠得沒法住，媽媽只覺得家裡除了床還是床，再沒別的自由空間。

這不，房貸還欠著一大筆錢，湉湉爸又興頭頭地首付三萬買了汽車，理由是「銀行的錢不借白不借」，好像貸款增加是全家特大喜訊似的。「家家有本難唸的經」，可不是這樣嗎？點點滴滴的煩惱彷彿黃梅雨天的陰濕黴氣，讓媽媽說不清、道不明又擺脫不了干係，比如婆婆虛榮粗鄙、庸俗不堪，公公邋裡邋遢、隨地吐痰；比如外公偏執古怪、很難交流，外婆綿軟無力、六神無主；還比如爸爸行色匆匆陪親人遠不如陪客戶，湉湉閒散慵懶對學習永遠淺嘗輒止……唉，真是「生年不滿百，常懷千歲憂」啊！

三十歲生日一過，有一天，媽媽忽然淚流滿面地想起一闕詞：「少年不識愁滋味，愛上層樓，愛上層樓，為賦新詞強說愁。而今識盡愁滋味，欲說還休，欲說還休，卻道天涼好個秋！」這闕辛棄疾的〈醜奴兒〉媽媽兒時就倒背如流，可直到如今這年紀，她才體會出其中的滋味。人生啊人生，不如意事常八九，大概只能是隔岸觀火，看上去很美就行了！

牢騷滿腹也好，怨氣沖天也好，媽媽那時的鬱悶到底還是膚淺的、形式的。那時家裡沒有遭遇災難，全家上上下下、裡裡外外令人疲乏地風平浪靜。

湉湉上中班那年，湉湉的大姨夫——也就是媽媽的大姐夫——出了車禍，車主逃逸得無影無蹤，大姨夫卻癱瘓在床成了植物人。真可謂：「天有不測風雲，人有旦夕禍福！」沒過多久，雪上加霜的事情又來了：湉湉外公查出了癌症，醫生說癌細胞已經擴散了……

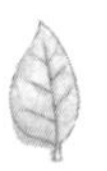

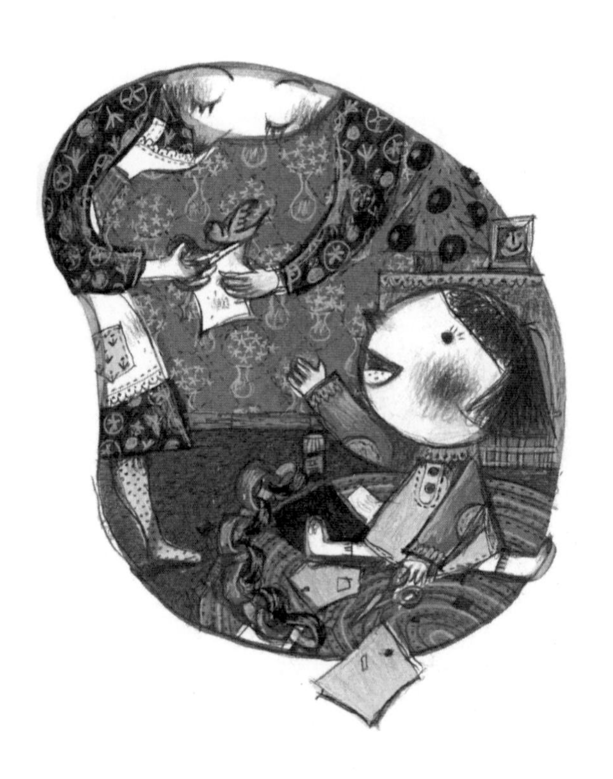

2 抑鬱的媽媽

在湉湉的心目中，這個世界就像她手中的萬花筒，豐富多彩，五顏六色。且不說那些千萬里外的綺麗風景，即便順手推開自家窗戶，也能發現許許多多的驚喜。湉湉沒事的時候，最愛趴在窗上呆望。她左看看，右看看，上看看，下看看，越看越開心！

比如天上的雲朵，晴天像好吃的棉花糖，恨不得抓一把塞嘴裡嚐嚐。雨天呢，又變得像厚重的帷幕，神神祕祕、遮遮掩掩的，彷彿裡面住著一個仙女，她正在傷心地哭泣。雷鳴電閃的七八月間，那雲朵尤其變幻莫測，簡直與精美的電子遊戲有得一拚。湉湉眼看著它們團團聚集，糾結成氣勢磅礡的軍隊，然後廝打、搏殺在一起。霹靂響處，山河為之變色；閃電劃過，人畜為之戰慄，那場面真叫一個酣暢淋漓！瓢潑大雨過後，

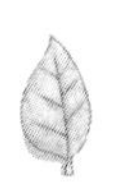

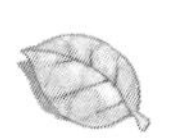

轉瞬間，陽光又伸出了和平的橄欖枝。風停雨住，一切像沒有發生過一樣。雲兒淡然散去，天空瓦藍瓦藍的，連一絲雲的影子也找不著了。

再比如社區庭院裡的老銀杏。明明是同一棵樹，它不會跑也不會動的，可湉湉為什麼老猜測它是好幾棵樹呢，莫非老銀杏會變魔術嗎？

喏，你看它春天一身新綠，鮮翠欲滴，嬌羞可人的就如同一個天真爛漫的鄉野姑娘。到了夏天，它又濃墨重彩煥然一新了，那份端莊、那份沉靜，真跟媽媽喜愛的京劇「青衣」角色差不離。秦香蓮、李慧娘她們要是托胎為樹，大概也就是這老銀杏的模樣吧？

秋天呢，老銀杏搖身一變滿樹金黃。每當這個季節，湉湉常會在樹下一躺半天，看黃澄澄的葉片與晶亮亮的藍天，你中有我，我中有你。剛閉上眼，地上的落葉忽然「沙沙」作響起來。睜眼一看，哈，敢情是秋姑娘讓落葉長出了腿腳，正領著它們跳舞呢！

冬天，一夜寒風，老銀杏的葉子全掉光了，這時候的它才真正顯出飽經滄桑的老來。枝椏直愣愣地指向天空，彷彿生命已經離它遠去，現在留下的只是它的軀殼。但這有什麼好傷心的呢？明天春天，它又會開始新的輪迴，老銀杏的智慧真是深不可測呢！

並不是所有人都能像湉湉這樣快樂，不知道為什麼，很多人壓根看不到身邊這些美麗景色，更別說敞開心扉盡情享受眼前的美好了。啊，他們的心靈多麼像一口枯井！風吹不皺，雨濕無痕！就算扔進去一塊石頭，也泛不起令人心動的漣漪！

湉湉媽就彷彿被撒旦施了魔法，對什麼事情都提不起興致來。唉，誰能想得到，媽媽眼裡的世界是多麼地苦澀乏味，黯淡無光，與湉湉的完全不一樣！湉湉注意到，媽媽已經有很長時間沒有微笑了。媽媽心事重重、愁眉緊鎖，經常會無緣無故地歎氣，似乎已經忘記微笑是怎麼回事。

湉湉當然不知道媽媽是得了抑鬱症。

湉湉無法想像媽媽正經歷著無法言說的孤獨和痛苦！

而正是這個看不見、摸不著的古怪疾病，最終毀了媽媽，也差點毀了湉湉！

誰也說不清湉湉媽到底是何時患上了抑鬱症，誰也不相信像湉湉媽這麼健康、這麼堅強、這麼樂觀、這麼聰明的人，會撞上一個說不清、道不明的怪毛病！抑鬱症？啥叫抑鬱症？人家感冒能驗血，胃病能做胃鏡，心臟痛疼有ＣＴ機……就算癌症，也能通過

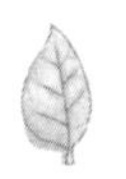

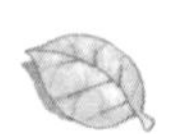

活體切片來確診。這抑鬱症算哪門子病？拿什麼做依據呢？抑鬱不就是心情不好嘛。人活一輩子，哪個不遇點磕磕絆絆、雜七雜八的事呢，心胸開闊些就是了——你瞧，當時人們對「抑鬱症」竟普遍如此無知。

感謝外婆的優質遺傳基因，湉湉媽生來體質強健，從小到大除了生湉湉這一次，她就沒正兒八經住過醫院。而且她雖然看上去文弱纖細，骨子裡卻是相當地「鐵姑娘」，擁有諸如「積極上進」、「嚴肅認真」、「刻苦好學」等一系列優良品質。所以，她永遠乖巧聽話不越雷池一步，永遠備受主流社會認可誇讚。

記得當年在縣中備戰高考，湉湉媽一天只睡四五個小時，晚上為提神，曾學習古人「頭懸樑、錐刺股」，偷偷拿針扎自己的大腿。上大學時住宿條件差，伙食也不對口味，好多同學抱怨不已，她卻以「苦不苦，想想紅軍兩萬五」自我解嘲。工作後長年累月加班熬夜，漸漸養成了後半夜才能入睡的壞習慣，牙周炎、胃潰瘍、頸椎病等病痛三天兩頭地犯，但湉湉媽壓根沒把這些小毛小病放在心上，從來不帶請假休息的！

最驚心動魄的還得屬生湉湉的過程。

姐妹們後來都說湉湉媽是女英雄，她們自歎弗如，甘拜下風。

話說湉湉爸是個超級足球迷，讓他少吃一頓飯、少睡一夜覺沒事，讓他少看一場癡迷的球賽，那卻是萬萬不能夠！記得那天凌晨三點正逢世界盃半決賽，千年等一回，是他心愛的法國與西班牙對決，誰輸誰出局！湉湉爸破天荒一下班便回了家，他準備好啤酒、小菜，把自己收拾停當還小睡了一會兒。鬧鐘定在了凌晨兩點半，萬事俱備，湉湉爸踏踏實實地打起了呼嚕。

其實打當天下午開始，湉湉媽已經覺得肚子隱隱作痛。離預產期還有十來天，她不相信孩子會早產，還以為是中午吃壞了腸胃。到了傍晚，疼痛越來越清晰、越規律了，她忍不住將情況告訴了湉湉爸。

湉湉爸反問：「怎麼辦？你說什麼時候去醫院，我立馬打車送你！」

湉湉媽也沒主意，她一向最怕給人添麻煩，哪怕是給丈夫添麻煩她也過意不去。太早去醫院幹什麼呢？不如再等等吧。

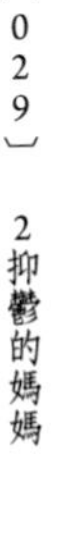

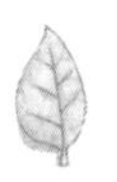

於是，湉湉媽就一個人蜷在沙發裡再等等。

長夜漫漫無邊，疼痛點點滴滴，湉湉媽咬著牙，她覺得夜晚像烙鐵般燙人，她的身體、心靈、意識乃至記憶，都生生地被這疼痛的夜晚灼傷了。她想喊叫，她怎麼會不想喊叫呢！要是不管不顧地呼號出來，疼痛一定會緩解不少！可那會攪得左鄰右舍雞犬不寧的，以後出門多丟人啊！湉湉媽對自己說：「再疼一點我再喊，現在還能忍！還能忍！」她咬破了嘴唇一聲不吭。

除了疼痛，湉湉媽還很緊張、很害怕。這是她頭胎孕育，她擔心難產，擔心生不下來，擔心孩子不健康……要是有親人陪伴多好啊，哪怕只是握握手，說說寬慰鼓勵的話也行啊！可這事指望不了湉湉爸。湉湉爸堅持生孩子是女人家的私事，男子漢大丈夫不能插手，否則就亂了規矩、不成體統了。作為一個中原鄉村走出來的男人，湉湉爸認為自己這些年已經與時俱進了很多，但仍有一些東西他執意堅守到底，包括他對婚姻家庭以及情感人生的態度。湉湉爸對自己的優秀心知肚明，極有底氣，從他躋身這座大都市起，他便決定要以自己的方式成為精英。

湉湉媽像右手瞭解左手一樣瞭解湉湉爸。玫瑰發不出茉莉的香味，她深知與湉湉爸從戀愛走向婚姻，她需要接受和面對的還有很多。她當時以為自己已經做好了準備。

過了半夜十二點，湉湉媽實在熬不下去了，她掙扎著叫醒湉湉爸，要求前往醫院。湉湉爸睡眼惺忪。半夜三更要去醫院當然令他不爽，但他也沒好意思說什麼，只是沉默地攙扶著湉湉媽下樓，沉默地打了一輛計程車直奔定點醫院。

目送著湉湉媽被送進產房，湉湉爸抬腕一看手錶：凌晨三點。

這時，他彷彿聽到一聲清亮的哨聲：「嘟——」

法國和西班牙開賽了！

湉湉爸魂不守舍地折回家中。

他打開電視。

頓時，整個世界除了這綠茵場就再沒別的，連他自己都消失得無影無蹤。

湉湉與法國隊的第一粒進球同時誕生。

當時她爸爸正激動得起身吶喊，螢幕上法國球星齊達內帶球進入了對方禁區！虛晃

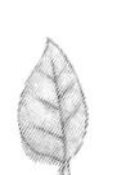

一腳，只見齊達內巧妙突破，甩掉對方包抄隊員，迅速直奔球門。面對守門員，齊達內稍稍停住步伐調整身形，他左腳駐足，右腳抽射。皮球劃出一道美麗的白色弧線撲向球門，彷彿一個孩子興奮地撲向母親溫暖的懷抱。

那一剎那，湉湉爸開心、滿足、刺激、得意無以言表！他為法國隊、為齊達內歡呼雀躍，完全忘記了妻子還在產房，更沒想到此時此刻自己已升級為父親！

湉湉爸永遠不知道妻子生產時是多麼絕望無助，他也沒聽見護士對妻子的嗔怪：「哎喲喲，這產婦把我的手抓得好緊好疼，我可怎麼幹活啊！」

護士最後把湉湉媽的手指一一掰開才得以脫身，湉湉媽只能一把抓住產床的欄杆。

當湉湉媽因失血過多、疼痛太巨休克搶救時，沒有一個親人守候在她身邊——這樣大的委屈，湉湉媽仍然是默默地忍受了，跟誰也沒多說一個字。

有很長時間，湉湉媽的病不為人知，甚至她自己也被蒙在鼓裡。

除了對文字保持著與生俱來、條件反射的敏感，湉湉媽對生活中的許多其他問題總是糊塗的多、明白的少。因為外公外婆向來沒有「健康」、「養生」的概念，湉湉媽也養成了忽視身體的習慣。對她來說，身體也就是一個物件，類似於電腦、汽車和房子，雖然也要耗費精力養護，卻用不著考慮它的立場和感受。

而且，她所受的教育讓她十萬分地相信意志和理性，她已經有很長時間聽不到內心的呼喚了。抑鬱症當然有很多症狀，比如失眠早醒、情緒低落、疲乏遲鈍等等，但湉湉媽都沒把這些信號當回事。事實上，不少萌發於早期的苗頭，正是羸弱的心靈渴求幫助的呼喚！

失眠是打湉湉降生就落下的。月子裡的湉湉兩三小時就要喝一次奶，半夜哭醒好幾回，媽媽不得不抱著湉湉在臥室裡轉悠，一夜能睡個把小時都算幸事。後來湉湉一天天大了，酣睡的時間越來越長，媽媽卻再也找不回當年無憂無慮的美好睡眠，她開始依賴安眠藥，而且服用的劑量越來越大。所以，湉湉媽把失眠看作相知多年的老友，並不覺得它多麼令人恐慌。至於情緒低落、疲乏遲鈍、內疚感強烈……這也是不可或缺的生活調味品吧，這些年她何曾有過情緒高漲的時候？壓力大身體自然疲乏，孩子的成長總有內疚感相伴，這都太正常不過了！

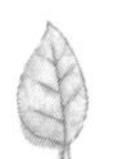

直到頭髮大把大把脫落，直到體重迅速下降，直到氣短心虛、呼吸不暢，湉湉媽才意識到：自己真的是病了。她跑到省城最權威的醫院做了一次全面體檢，心電圖、血壓、血脂、血糖、B超……該做的項目都做了，可沒有一個臟器顯現異常。

「醫生，我真的沒事？那麻煩您多開些安眠藥吧，我現在離不開這個！」湉湉媽硬著頭皮向醫生求助。唉，醫生不會以為咱是沒病裝病吧？

醫生皺著眉頭審視著一張張檢驗單：「你不要杯弓蛇影自己嚇自己啊，資料顯示你健康得很，你要再這樣疑神疑鬼，沒病也會折騰出病來的！」

湉湉媽臉微微發紅，彷彿做壞事被人抓了現行，她心虛地聲辯道：「可我真的睡不著啊，您這兒還有效果更好的安眠藥？」

醫生十分不滿地訓斥道：「不能依賴藥物！睡不著可以加大運動量，游泳、跑步、瑜伽都是很好的健身方式！還有，飲食清淡些，晚飯不要吃太飽，睡前喝杯牛奶！」

湉湉媽沒有回應，她沉默地堅持著，醫生不開藥她不打算起身。

醫生抬眼望了她一下，終於回到問題本身：「我這兒開不了安眠藥，你去精神科吧！」

為了能開到更好的安眠藥，湉湉媽第一次掛了大醫院的精神科專號。萬沒想到，這次掛號她得到的不是安眠藥，而是一位醫學博士面帶微笑的嚴厲警告：「你很可能得了抑鬱症哦，最好來一次精神科專業檢查，再配合治療！」

這是湉湉媽頭一次聽說「抑鬱症」這個名詞。她當時覺得，這簡直是無德醫生對她的人格污辱，她無論如何也不接受「抑鬱症」的標籤！

回到報社，她立馬跑到資料室翻出《漢語大詞典》等工具書。在「抑鬱症」這一條目下，她瞭解到如下資訊：「抑鬱發作以心境低落為主，與其處境不相稱，可以從悶悶不樂到悲痛欲絕，甚至發生木僵。嚴重者可出現幻覺、妄想等精神病性症狀……症狀以心境低落為主，並至少有下列四項：(1)興趣喪失、無愉快感；(2)精力減退或疲乏感；(3)精神運動性遲滯或激越；(4)自我評價過低、自責，或有內疚感；(5)聯想困難或自覺思考能力下降；(6)反覆出現想死的念頭或有自殺、自傷行為；(7)睡眠障礙，如失眠、早醒，或睡眠過多……」

湉湉媽憤怒地合上工具書，她再也不想多看一個字！

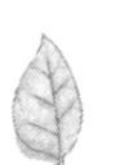

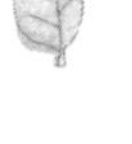

「是福不是禍，是禍躲不過。」的確是這樣，你能把疾病迴避一陣、遺忘一陣，卻並不代表疾病不存在。

也不知過了多久，有一天湉湉從幼稚園回來，意外地發現還沒到下班時間，可爸爸媽媽居然都在！

不過，他們正在吵架，而且吵得很兇的樣子。

奶奶豎起食指對湉湉「噓」了一聲，示意她不要嚷嚷。她們輕手輕腳在廚房剝起了毛豆，但奶奶的耳朵豎得真真的，裡屋的響動盡收耳底。

爸爸媽媽顯然並不知道湉湉已經回來了，他們一點沒有顧忌地抬高了聲音。不！主要是爸爸聲音大，而媽媽則在毫不掩飾地哭泣！湉湉細聽了一會兒，雖然聽不大懂，但她相信爸媽其實並沒有吵架，他們不過是在討論問題罷了。爸爸一急起來嗓門就控制不住，他總是這樣！

「不能再拖下去了！必須聽丁主任的，趕緊住院！」爸爸的口氣有點氣急敗壞。

「……到腦科醫院住過院，我以後還怎麼做人啊……年底雙選哪個部門敢要我？……我……我同意加藥就是了……」媽媽哽咽道。

「到現在了，你還想遮著掩著啊？治病要緊哎，哪管得了那麼多！你沒聽丁主任說抑鬱症很危險嗎？唉，也怪我，前面太由著你！要是我早介入，絕不會允許惡化成這樣！」

爸爸說話還是衝衝的，他的好心連花貓都一清二楚。這不，花貓正不知趣地在裡屋「喵喵」，好像在勸兩位主人：「看在我的萌面上，不要吵了喵！」

「哼，醫生就知道嚇唬人，信他們鹽都賣餿了！」媽媽仍然是不撞南牆心不死的樣子。

「你——你——！到這時候了，你還說這種話！你準是那蔡恆公幾世投胎轉世吧，『諱疾忌醫』說的是不是你？這次我說了算，你明天就住院！不去我讓醫院來拖！」爸爸斬釘截鐵地大吼一聲。

「看你敢！」媽媽歇斯底里地嚎啕大哭起來，「你要讓人來拖我就跳樓……反正我也是活膩了！……」

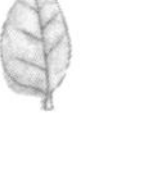
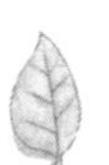
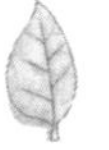

「喵——」的一聲慘叫，花貓大概是被爸爸摔到了地上，牠夾著尾巴一溜小跑來到湉湉身邊訴苦。湉湉安慰不了花貓，她嚇得直往奶奶懷裡鑽。奶奶一看情況不妙，趕緊悄悄把湉湉帶下了樓。

「媽媽怎麼了？她病了嗎？她會死嗎？」

「不許咒你媽！小孩子家，不該知道的事不要亂打聽！」奶奶瞪眼厲聲喝斥湉湉。兒子和媳婦都吵了些什麼呀？不管吵什麼，明擺著不是好事，還是這耳進那耳出得了！

最新式的抗抑鬱藥用下去，湉湉媽的病似乎有了點起色，臉上時而能重現和悅的表情。她還在堅持上班，堅持按時發稿、按時做版，精力實在不濟，才請關係好的同事幫幫忙。同事只當她最近老胃病又犯了，隨她遲來早走也不多計較。就這樣，她的抑鬱症被包裹得嚴嚴實實，即便有人覺察到異常，也沒往深裡想。

在家裡，湉湉媽的抑鬱症也是天字第一號祕密。湉湉爸沒有向爺爺奶奶透露一個字，對湉湉更是提也不提。他只是在一次晚飯時輕描淡寫地對全家說，湉湉媽最近神經衰弱，需要安心靜養。

話一出口，滿桌寂然。

此時此刻，湉湉媽正躺在裡間的床上休息，她沒胃口吃飯。

奶奶為打破僵局，轉而扭頭警告湉湉：「聽見沒？再不許淘氣了，你媽都是被你氣病的！」

爸爸不樂意了：「媽，您瞎扯什麼呀，這事跟孩子一點關係沒有！」

奶奶塞了口韭菜在嘴裡，一邊「咔哧咔哧」大聲咀嚼著，一邊訕訕地接茬道：「我這不是想趁機教育孩子聽話嘛。」

爸爸沉著臉道：「一碼歸一碼。」

奶奶沒有繼續頂真，兒子永遠是對的，她在兒子面前從來低眉順眼。

爺爺意味深長地觀察著眼前的一切，又意味深長地保持著沉默。

爸爸和緩了臉色，轉而又對湉湉說：「不過，湉湉，奶奶說的也沒錯，媽媽病了，她不能生氣，不能傷心，不能勞累。我們都知道湉湉是個乖孩子，可你要是能再乖一點，媽媽一定會高興，她的病也一定會快快好起來的！」

湉湉眨巴眨巴眼睛，認真點頭道：「嗯，湉湉知道了。湉湉捨不得媽媽生病，湉湉

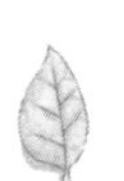
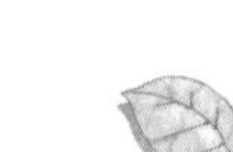

要讓媽媽快快好起來！」

爸爸一豎大拇哥：「好，真棒！這個星期天，爸爸要帶湉湉和媽媽去遊樂場！過山車，想不想玩？」

湉湉歡呼雀躍：「好吔好吔！最好明天就是星期天！」

在接下來的那個星期天啊，他們全家玩得可開心了！

湉湉穿著層層疊疊的蛋糕裙，一手舉著棉花糖，一手牽著氫氣球，一路上趾高氣昂！

那天，湉湉拉著媽媽一起玩了碰碰車、摩天輪、過山車、海盜船等好多項目。爸爸一直興致很高地陪在旁邊，幫她們排隊買票、遞吃送喝，有時還親自上陣演示一番。媽媽一會兒嚇得大呼小叫，一會兒樂得哈哈大笑，完全把疾病和煩惱拋到了九霄雲外。

當媽媽摟著湉湉乘坐旋轉木馬時，爸爸忽然想起該拍些照片。可惜出門時沒帶相機，情急之下只得用畫素很差的手機湊合著自拍了。

「說茄子！」爸爸吆喝了一嗓子。

湉湉和媽媽應聲齊答：「茄子！」

手機裡留下了一家三口舉著剪刀手的笑臉，爸爸滿意地將這張照片設為桌面。

——要是時光就此停滯該多好啊，那天陽光明媚、鳥語花香，生活甜美得像一場夢！

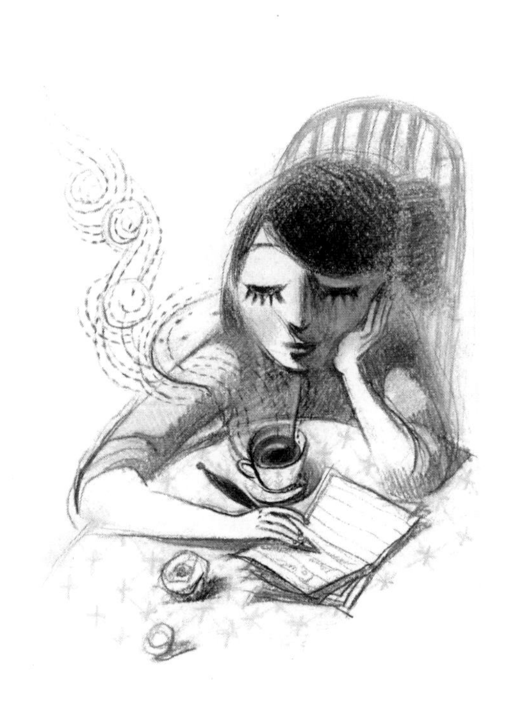

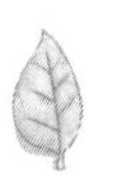

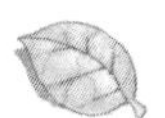

3 出事了

出事那天沒有任何徵兆。

上午，湉湉媽到醫院複診。她告訴醫生最近很痛苦，失眠多夢加重，還出現了胃痙攣、噁心、無力、顫抖等症狀，經常有強烈的厭世念頭。醫生很忙，排隊候診的病人很多，讓他認真聆聽病人的訴說實在過於奢侈。看醫生忙得頭也不抬的樣子，湉湉媽好為自己打擾了醫生抱歉。唉，何苦要成為別人的累贅呢？

醫生一邊聽一邊不住地點頭，那意思是他已經把病人的訴說盡收耳底。

半晌，醫生從病歷中拔出眼睛望著湉湉媽道：「你現在的反應主要是藥物副作用造成的。服用這種抗抑鬱藥，絕大多數病人都會有比較明顯的不適感，目前我們對此還無能為力。但從以往的經驗來看，只要你能堅持上一段時間，療效還是相當良好的。現在你有兩個選擇：一是住院，二是堅持。我的建議跟以前一樣，住院是上策。理由很簡單，醫院的環境比較單純，便於病人排除干擾專心調養，也便於我們及時調整方案，多頭並舉。要不，你跟家人再商量商量？」

「謝謝醫生，給您添麻煩了，我回家再商量商量。」湉湉媽有氣無力地與醫生告別。

她在醫院的池塘邊坐了很長很長時間。來來往往的人們只看到她軀殼依舊，卻看不到她的精氣神正在東奔西突，試圖逃之夭夭。

一股強烈的疲憊感撲面襲來，湉湉媽撐不住了，一下子癱軟在座椅上，全身上下冷汗淋漓。恍惚間，她覺得緊繃的神經鬆弛了下來，失去了彈性。她任由自己變成一片沒有分量的羽毛，輕輕鬆鬆、自由自在地向一個深不見底的去處沉淪，沉淪……

當她終於攢足力氣掙扎著可以回家時，天早已黑透了。

湉湉爸出差在外，當晚仍是湉湉媽一個人睡在裡屋，湉湉和爺爺奶奶一併擠在外間的折疊沙發床上。

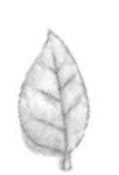

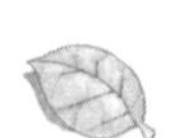

自從媽媽生病，湉湉就自覺地沒黏過媽媽。湉湉好希望媽媽能快點好起來，她喜歡被媽媽摟在懷裡的感覺，媽媽身上有股特殊的味道，好香甜好香甜吶！

臨睡前，湉湉繞在媽媽身邊，小嘴「巴噠巴噠」地說著，久久不願離去：「……幼稚園馬上就要為我們大班舉行畢業典禮了，這兩天我們一直都在排練節目……我跳了兩個舞蹈，一個是穿旗袍、拿扇子的《江南雨》，還有一個是嘴裡叼著玫瑰的《西班牙鬥牛士》……」

「嗯，好。」媽媽心不在焉，有一搭沒一搭地應付著。

「……你不想知道我們是怎麼跳的嗎？乾脆，我先跳給你看吧，《江南雨》是這麼跳的……」湉湉說著便拉開了架式，一邊哼唱一邊比劃起來。

「嗯嗯，跳得不錯，媽媽知道了。」媽媽斜靠在床上，眼睛黯淡無光。

奶奶見媽媽無精打采的，趕緊拉著湉湉往外走：「湉湉，該睡覺了！媽媽也累了！」

湉湉的胳膊被奶奶拎住，仍不甘心地扭頭叮囑再三：「媽媽，老師說到時候會邀請所有家長，大家一起聯歡！你可一定要安排好時間，一定要去哦！」

「嗯嗯，媽媽一定會去的。」媽媽只顧應聲連連，實際上她根本不知道自己說了什麼。

不一會兒，裡裡外外的燈光陸續熄滅，黑暗籠罩了這個平凡的家庭。在爺爺如雷的鼾聲中，湉湉很快進入了夢鄉。在夢中，湉湉穿了一身衣裾飄飄的粉色長裙，像仙女似的，獨自一人跳起了《江南雨》……

凌晨兩三點鐘，正是萬籟俱寂的時候，淺睡的奶奶忽然被一陣異樣的敲門聲驚醒。當她確定是自家的房門被人敲打時，嚇得趕緊摁亮床邊的落地燈，然後用力搖晃身邊的爺爺：「老頭子，老頭子，快醒醒！」

爺爺迷迷瞪瞪地睜開眼睛：「咋的了，這黑燈瞎火的，折騰啥啊？」

這時候，外面的聲音越來清晰了：「有人在家嗎？我們是警察，樓下出事了，麻煩你們開門配合一下調查。」

奶奶打了個冷顫，一把拽住爺爺的胳膊，哆哆嗦嗦地問：「警察怎麼會這時候上門？難不成有壞人藏進了咱家？」

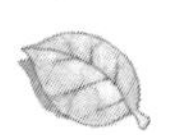

爺爺當即披衣起身，他鎮定地安慰奶奶道：「莫急莫急，我去看看。你照顧好湉湉，別把孩子嚇著。」

「來了來了。」爺爺靸著拖鞋來到門邊。

爺爺先打開門廳的燈，然後湊到貓眼前仔細觀察。走廊裡燈光明亮，透過貓眼，爺爺看到經常嘮嗑的社區保安老陳正帶著兩名警察站在門外。爺爺與老陳對了話，核實了警察出示的警官證，這才把家門的保險栓一一打開。

警察還沒開口，老陳已經大吼起來：「你們還睡啊！你家媳婦跳樓了！」

爺爺非常生氣：「你胡說八道！我家媳婦好好在家睡覺呢！」

老陳急得一拍大腿：「你這個老爺子，我還帶蒙你的？你趕緊下樓看看吧！」

爺爺瞪大了眼睛，呆若木雞地站在原地。

奶奶聞聲一骨碌滑下床，三步兩步衝過去打開裡屋：「湉湉媽！湉湉媽！」

裡屋空空如也。薄被淩亂地縮在床角，一副慘遭遺棄的可憐樣。床單皺皺巴巴的，有被踐踏的明顯痕跡。窗臺就在床邊，抬腳可上。此時此刻，窗戶正如一張貪婪的大嘴豁然洞開，而玫瑰圖案的白紗窗簾卻像沒事人似的，仍然隨著微風輕輕搖曳……

上天沒有安排湉湉見證這一切，所以讓她始終酣睡渾然不覺。

不知道睡到了幾點鐘，湉湉一下子醒了。睜開清澈的眼睛，她很奇怪自己居然一個人睡在裡屋的大床上，天已經大亮了！

湉湉扯起嗓子大叫：「奶——奶——！」

奶奶立馬就推門進來了，她伸出雙臂跑過來，把湉湉摟在懷裡親了又親：「乖乖醒了？哦，我的小乖乖，奶奶的小乖乖，你睡得好吧？你哪兒都好吧？」

奶奶這是怎麼了？眼睛紅紅的，表情有些怪異，動作也十分誇張。一夜不見滿頭白髮，奶奶一下子似乎蒼老了許多。

湉湉想掙開奶奶的懷抱：「奶奶！幾點鐘了？上幼稚園不會遲到嗎？」

奶奶卻又把湉湉抱緊，好像生怕她跑掉似的：「我的小心肝，我的心頭肉，今天咱們不上幼稚園，今天奶奶要帶湉湉回老家！」

湉湉怔住了：「回老家？不！我不要回老家！我要上幼稚園！」

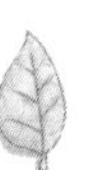
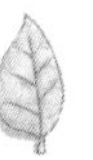
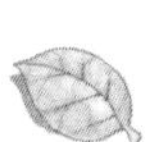

奶奶溫柔地撫摸著湉湉的腦袋，語氣卻十分堅定：「聽話！咱不上幼稚園了，湉湉跟奶奶回老家！老家有姑姑、有壯壯哥哥還有大黃狗……」

湉湉急了：「我不回老家！幼稚園還等著我排演《江南雨》和《西班牙鬥牛士》呢！」

兩人正爭執不下，爺爺拖著電話線對湉湉喊：「湉湉，快來接電話，爸爸有話要跟你說！」

原來，這個電話是爺爺主動打給爸爸的。爺爺見湉湉犯起了牛脾氣，就知道單憑他們老倆口，是拉不回這頭小牛的。不過也難怪孩子，昨天還好好地生活在爸媽身邊，和小朋友一起上著幼稚園，今天卻要無緣無故地跟著奶奶回鄉下老家，誰願意呢？

於是爺爺悄悄撥通電話，想讓爸爸出馬勸勸湉湉，因為這個迴避喪事的方案，正是爸爸權衡再三提出來的，而且爸爸在湉湉面前向來很有權威。在獲悉噩耗後，爸爸與爺爺通了無數個電話，兩人迅速達成一致：絕不能將真相告訴湉湉，能瞞多久就瞞多久！

湉湉接過話筒：「爸爸，你在哪裡？我想你！你什麼時候回家？」

就這麼稀鬆平常的一句話，頓時讓爺爺、奶奶和爸爸三個人同時崩潰了。爺爺轉過臉，悄悄地直抹眼睛；奶奶強忍悲痛，捂著嘴躲進了衛生間；爸爸在火車上顫抖得幾乎握不住手機，他的眼鏡因涕淚縱橫模糊一片。湉湉過去老這麼發嗲來著，那時候全家人聽了只不過是會心一笑，可現在聽到同樣的話，他們卻如同萬箭穿心！老天爺啊，你為什麼要以如此慘烈的方式帶走湉湉媽？這天真可愛的孩子沒有媽媽了，以後的日子可怎麼過啊！

爸爸半天不言語，急得湉湉直拍話筒：「喂，喂，爸爸！你說話啊？是信號不好嗎？」

爸爸平息了一下情緒，好容易才組織出一段像樣的回話：「哦，寶貝兒……爸爸正在回家的路上……火車上的確信號不好……而且爸爸還感冒了……爸爸聲音有點怪是不是？……爸爸也想湉湉……爸爸恨不得現在就趕到湉湉身邊！……湉湉在家要乖，要聽爺爺奶奶的話好嗎？」

湉湉嘟起了小胖嘴巴，嗲音拖得長長的：「爸——爸——，我不想聽爺爺奶奶的話——！我不要奶奶帶我回老家——！我要上幼稚園排練節目，馬上就要畢業表演

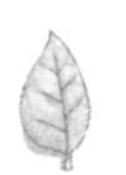
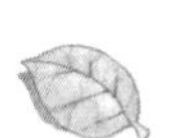

了——！」

爸爸已經準備妥協了，但還想再努力一下：「寶貝兒，你知道，媽媽突然接到出差通知，她沒跟你打招呼就急急忙忙走了……爸爸最近也非常非常忙，家裡的房子也出了問題，恐怕要處理……所以，想讓奶奶先帶寶貝回老家，爸爸過幾天會去看你……」

湉湉躺在床上撲騰著兩條小胖腿：「不——嘛——！我要參加畢業演出——！」

爸爸當即繳械投降：「好好好，寶貝兒，咱不回老家，咱繼續上幼稚園！」

湉湉興高采烈地起了床，她挑了媽媽兒童節剛買的粉色裙子、皮鞋穿上，拉著奶奶的手準備去吃小餛飩。

一路上，她們遇到好幾位鄰居。不管熟悉的還是陌生的，大夥兒都爭先恐後表示問候。一番唏噓後，每個人還少不了來一句叮囑：「有什麼需要我們幫忙的，千萬別客氣，吆喝一聲就得了！遠親不如近鄰嘛！」

湉湉好生奇怪，心想：「這些人今天都怎麼了？我們有什麼需要他們這麼多人幫忙呢？」

出了門轉個彎就能看到幼稚園了，湉湉要吃的小餛飩正在幼稚園的對門。

這爽口的「黎家餛飩」是湉湉從小吃到大的，湉湉和奶奶差不多每天都要吃上一碗，有時候是當早飯吃，有時候是放學後當點心吃。

老闆娘性格大大咧咧，張家長、李家短話特別多，經常和奶奶一聊半天，最後分手時還一副意猶未盡的樣子。這天，老闆娘一見湉湉臉都綠了，她張大嘴巴驚訝地問：「啊！湉湉！還上幼稚園啊？」

奶奶疲乏地一屁股坐下，有氣無力地解釋：「本來要帶她回老家的，她偏不肯，她爸爸就由著她。」

趁湉湉不注意，奶奶先指了指湉湉，又對著老闆娘擺擺手，意思是孩子還不知道真相！

老闆娘的眼睛濕潤了，她抬起手掌拭了拭眼角：「唉，這都怎麼說呢！老天爺搭錯神經了吧！湉湉，今天阿姨請客！再送兩個荷包蛋！」

湉湉的眼睛笑成了月牙：「不用，阿姨，謝謝了，湉湉有錢！媽媽說不能白占別人便宜！」

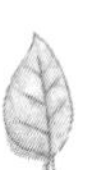
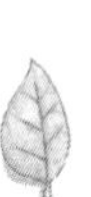

老闆娘愛憐地望著湉湉，眼淚不聽話地掉了下來：「瞧這孩子，說話多心疼人！唉，這麼可愛的孩子，怎麼捨得丟下的？老天爺啊……」

湉湉關心地問：「阿姨你怎麼了？你為什麼哭啊？」

老闆娘趕緊辯解：「阿姨沒哭，阿姨一不小心眼睛揉進辣椒了。湉湉，今天阿姨一定要請你，你只管聽阿姨的！」

湉湉在幼稚園快樂地舞蹈著，家裡卻愁雲慘霧，亂成了一鍋粥。湉湉爸前腳剛進門，湉湉的外公、外婆以及兩個姨媽後腳也趕到了，小小的兩間屋淹沒在淒慘的嗚咽聲中。

「我的女兒啊——你怎麼走得這麼早——你到底出了什麼事啊——」

外婆與掛在客廳裡的女兒婚紗照碰個正面，頓時哭得死去活來。二姨媽一邊勸慰一邊對湉湉爸說，湉湉外婆在路上已經哭昏過兩次，下車時根本不能正常走路，兩個姨媽架著她好不容易才掙扎過來。而湉湉外公呢，因為重病在身十分虛弱，他連表達悲痛的力量都沒有了，只能扶著牆站在那兒默默流淚。

忽然，外婆發瘋似地衝著湉湉爸撲過來，她一把抓住湉湉爸的衣領哭喊道：「你你你，你是怎麼對待我女兒的——為什麼會發生這種事啊——」

湉湉爸「撲通」一下跪倒在地，抱住外婆泣不成聲：「媽媽！——」

眼見場面十分混亂，前來幫忙的熱心鄰居趕緊好言勸解。一些人將外公外婆請到自家休息，一些人送來了清涼的茶水、可口的點心，還有一些人撫慰著湉湉爸，讓他儘快振作起來好處理後續事情：家裡的靈堂最好當天就能佈置出來，雙方單位和親朋好友要及時報喪，警方走流程做死亡鑑定要密切配合，殯儀館方面得安排好最後的告別，然後還得經歷墓地選購、遺體火化、入土為安等一系列折磨人的痛苦過程，末了還得奔走於銀行、保險公司、主管部門之間，該還帳的還帳，該銷戶的銷戶，該清單的清單……唉，湉湉媽這麼不管不顧地一跳，看起來似乎一了百了，可實際上哪了得了哦！

湉湉的外公外婆起先認定女婿是罪魁禍首，他們猜測肯定是女婿欺侮了女兒，女兒被逼無奈才以死相拚負氣身亡的！

那麼，女兒會受什麼樣的委屈呢？一定是婚變無疑啊！現在世面上「婚外情」氾濫

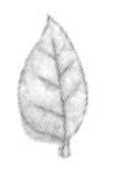

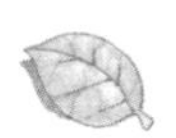

成災，「第三者」已成為婚姻的第一殺手，女兒女婿能倖免於難嗎？

平心而論，女兒雖才華出眾卻相貌平平，還生就一副心高氣傲的脾氣，要是做不到打心眼裡理解她、接納她，還真容易產生誤解，以為她是個不好相處的姑娘。而女婿這幾年心智日漸成熟，事業發展也十分順利，聽說收入已比女兒高出不少，他能不變心、不出軌？假如女婿做出對不起女兒的事，以女兒的剛烈和孤傲，她顯然不會四處哭訴控告「陳世美」，而只會打碎牙齒往肚裡嚥，以驚心動魄的決絕來維護尊嚴、表達抗議！

在奔喪的路上，外公外婆和兩位姨媽你一言我一語，還沒瞭解情況便把湉湉爸釘到了道德恥辱柱上。他們滿腔怒火地興師問罪而來。外婆一見湉湉爸即尋死覓活大哭大鬧，撕心裂肺地嚷嚷女兒是被人害死的，兇手就是女婿！爺爺奶奶哪受得了這話？兩家老人爭爭執執，一個賽一個地抬高了聲調，話是越說越難聽，一度還差點失手打起來。

可是，湉湉爸卻對外公外婆的指控照單全收，他跪在外婆面前哭訴道：「真的怪我！我不該隱瞞病情，她得抑鬱症的事我誰也沒說，就因為她怕人知道！……要是我聽醫生的話，早點強制她入院治療，哪會出這變故？……我也不該在這時候出差，我該陪她去複診的，我該重視她的病，我該重新調整生活……怪我無知無能啊！我沒有對她盡到責任！」

這是全家人第一次與「抑鬱症」面對面。

這個嶄新的名詞彷彿一座可怕的冰山，把湉湉家這艘毫無準備的大船，撞成了搖搖欲墜的「鐵達尼號」。

什麼是冰山？晴空萬里的時候，你遠遠欣賞那冷豔的冰山，也許會產生把玩縮微盆景的錯覺。而有經驗的人都知道，浮於海面為我們肉眼所見的部分只占冰山的八分之一，真正蘊藏巨大危險的，是隱於水下的八分之七！湉湉爸先行一步，看到了抑鬱症浮出水面的八分之一，家人卻還是頭一次聽說世界上有一種病叫「抑鬱症」！

湉湉爸又詳詳細細講述了湉湉媽罹患抑鬱症的全過程，全家人聽得一愣一愣的，像被過了電一樣。爺爺奶奶回憶起兒媳這些日子的古怪表現，這才明白敢情兒媳是病了，而且病得很重。

好半天，家裡才稍稍平靜下來，一家人六神無主地聚集到一起。

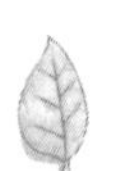

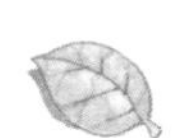

湉湉爸瞅瞅四位虛弱的老人，再瞅瞅兩位悲戚的姨媽，一時間千言萬語不知從何說起。他的心碎成了一攤廢片，腦子像被格式化過一樣，除了空白還是空白。可總得有人出面主持大局啊，湉湉爸呀湉湉爸，這副沉重的擔子你不擔誰擔？

湉湉爸開口道：「事已至此，下面我們只能節哀順變了。兩家老人身體都不好，兩位姨媽家裡也各自有事，所以，我求你們一定要平平安安的，咱們不能再出事了！」

大家聽了都默默點頭。

湉湉爸又接著道：「有一件事非常重要，這件事恐怕是我們將來一段時間最重要的，那就是如何照顧好湉湉！湉湉還不知道家裡出事了，我們沒告訴她，她今天還是高高興興上幼稚園去了。說實話，我不想讓她知道，這對孩子太殘酷了，她還那麼小……」

外婆又哭了，她這才想起還沒見到寶貝外孫女，她竟然把這茬全忘了。

二姨媽歎息道：「唉，瞞得了初一，瞞不了十五。難不成連孩子跟媽媽告別也不給了？就這麼一個孩子，按規矩她還得披麻戴孝的……」

湉湉爸很堅決：「不！湉湉最好什麼都不知道！這麼大的打擊，我自己都吃不消，何況六七歲的孩子！我原計畫讓奶奶今天就帶湉湉回老家的，這樣可以避開她媽媽的喪事，可湉湉不願意啊。問題來了，要是湉湉繼續住家裡，我們怎麼佈置靈堂？怎麼料理後事？思前想後，我覺得咱們只能包賓館，在外面辦事。我知道這不是萬全之策，但實在沒有更好的辦法了。我們是一家人，人人都愛湉湉，求大家多擔待吧！」

湉湉爸說著，跪倒在地不停地給大家磕頭。

奶奶抹淚道：「這可怎麼是好！湉湉這丫頭鬼精鬼精的，她跟她媽媽那麼親，媽媽忽然沒了，誰瞞得住她？」

爺爺狠狠抽著香煙：「不讓孩子參加媽媽葬禮，孩子以後不會怪罪嗎？」

全家頓時再次淚雨紛紛。是啊，媽媽去世對於孩子是天大的事，參加媽媽的葬禮可以強化孩子對媽媽的情感和記憶，這是孩子應有的權利。可是，誰能保證這樣的儀式不會傷害孩子？讓孩子披麻戴孝能幫助孩子理解死亡嗎？面對冰冷僵硬的媽媽，沒有一個孩子會無動於衷。恰恰相反，他很可能會極其痛苦、極其緊張、極其害怕，他的童年很

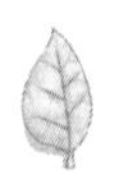

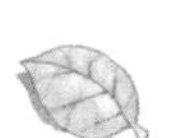

可能會在剎那間結束。沒必要如此殘酷吧？直面真相需要相當的勇氣和人生歷練，在我們沒有做好準備前，隱瞞也許正是恰當的。

眼看湉湉放學的時間就要到了，該做出決定了！

外公始終保持著沉默，可就在大家左右為難之際，他表態了：「先按湉湉爸的意思辦吧。我想但凡對孩子好的事，湉湉媽的在天之靈都會同意的，她比誰都心疼湉湉！」

在親人的精心關照下，湉湉還真沒覺察出任何異樣。

爸爸每天早出晚歸，湉湉老與他見不上面。爸爸媽媽過去也常有同時離開的時候，湉湉已經習慣了。反正忙完事情他們總要回來，而且他們回來時往往會帶著禮物，為了這些可愛的禮物，湉湉好歹得做些犧牲吧！再說奶奶還在，奶奶還跟以前一樣操持著全家，湉湉能覺察出什麼異樣呢？湉湉飲食起居如常，每天的心情和以前一樣陽光燦爛。

非要說有什麼不同，那就是湉湉爸現在經常會與湉湉電話聊天。他向湉湉保證，以後只要他無法陪伴在湉湉身邊，就一定會抽空給湉湉打電話。湉湉非常高興，她請求爸爸：「你告訴媽媽，讓她也經常給我打電話吧，不管她在哪兒！」爸爸無語。

臨近畢業，幼稚園洋溢著歡樂的氣息。小朋友們忙著互送禮物、互相合影，老師們今天請來攝影師為大家拍頭戴博士帽的畢業照，明天邀來幼稚園園長為大家做畢業總結，後天又聯繫了小學老師介紹小學ＡＢＣ……湉湉天天都有數不清的驚喜。

不少小夥伴將來會升入同一所小學，就是家門口那所著名的實驗小學，但好朋友樂樂的戶口不在實驗小學的學區範圍內。樂樂告訴湉湉，她暑假後要上一所遠在城郊的民辦學校，她家人已經在學校附近買了房子，他們很快就要搬家了。湉湉聽了有點傷心，看來以後很難再與樂樂一起玩了，原來這就是畢業啊！「不過以後我們還可以經常打電話。我媽媽說，這個暑假你可以到我家來住幾天，我們也可以一起約著到外面玩。」經樂樂一安慰，湉湉又覺得畢業分手也沒什麼，反正還在一個城市嘛，沒隔多遠。

畢業公演的日子到了，湉湉沒能邀請到媽媽，雖然她當初是答應出席的。取而代之的是爸爸，他推掉了所有公私雜務，衣著整潔，按時準點出現在幼稚園。湉湉樂開了花，她得意萬分地拉著爸爸跑來跑去，忙不迭地向所有老師、同學和家長介紹：「這是我爸爸！這是我爸爸！」

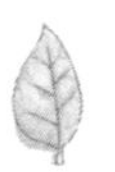

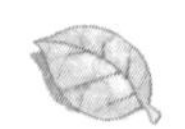

唉，自從湉湉上學，爸爸還從來沒跨進過幼稚園大門，他以前沒意識到這樣的缺失是多麼地不可原諒！現在欣賞著女兒稚嫩笨拙的表演，湉湉爸忽有天上人間今夕何夕之感，他淚眼朦朧地想：這些人生的重要時刻，以後絕不能再錯過了……

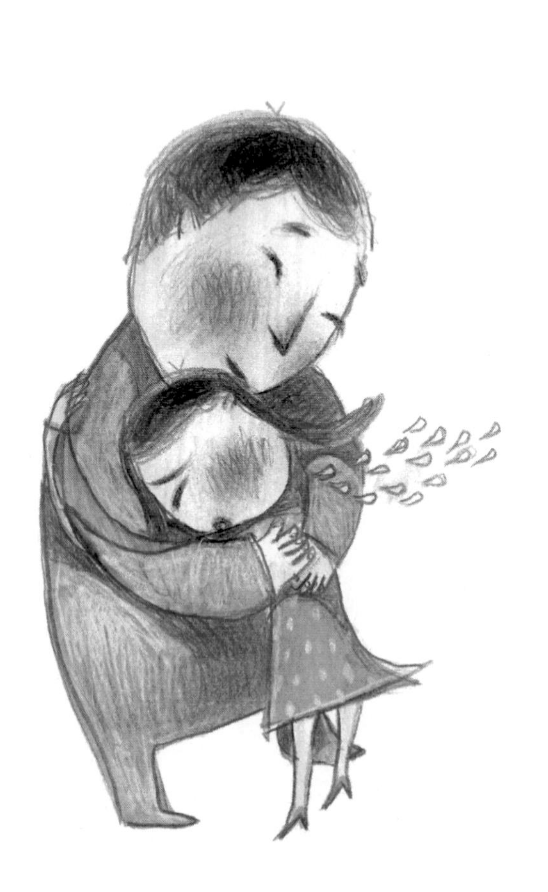

4不得不

一放暑假，湉湉就被爺爺奶奶帶回鄉下老家。湉湉想先到樂樂家玩兩天，奶奶說什麼也不答應。「老家事情一堆堆，為了你，都耽誤了！」奶奶直嚷嚷。這回湉湉沒有堅持，她知道大人先前已經遷就過她一次，現在為了大人，湉湉不得不做出犧牲。

這樣的安排對大人來說，其實也屬於「不得不」。為了湉湉免受傷害，大人已經壓抑得太多太久，再這麼撐下去誰也受不了。尤其是湉湉爸，出事後他一直非常害怕回家。別說上樓進門，就是往自家方向走，他也極不舒服。遠遠看見社區樓房，他的心便隱隱作痛起來，很明顯地感覺到呼吸急促、血壓增高，恨不得轉頭離開才好。

不用說，湉湉爸每天都得回家，而且每天都得強作歡顏、裝作沒事人的樣子。看著家裡熟悉的點點滴滴，湉湉媽的身影似乎無處不在，她的氣息瀰漫在斗室之間，像空氣

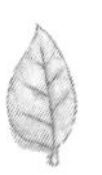
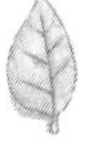
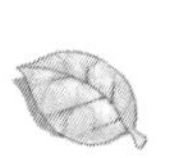

一樣包圍著全家。有時候，湉湉爸明明看見她就在自己眼前，可任憑湉湉爸怎麼努力，她只管自顧自忙碌，根本不搭理他……

湉湉爸的痛苦與日俱增，他反反覆覆追問自己：到底哪個環節出了問題？到底哪個決定不夠正確？人們常說：「世界上沒有後悔藥賣。」可即便世界上有後悔藥，即便這後悔藥就擺在面前，我們當真就有更高明的判斷和選擇嗎？

湉湉爸決定換房。他不得不這麼做，因為再在老房子裡住下去，他也快抑鬱了！安排完湉湉媽的喪事，湉湉爸立馬把房子掛到了房產仲介。等湉湉和爺爺奶奶離開，房子過戶交接成功，湉湉爸請了搬家公司一天就把家搬了個清爽。東西變賣的變賣，送人的送人，扔掉的扔掉，湉湉爸恨不得一切從零開始。

湉湉爸又以最快的速度選購了一處新房，精裝修，家電齊全，拎包即住，面積要比原來的老房大得多，只不過離主城區稍遠一點。新房很通透，所有的房間都採光充足，三間臥室的視野還非常開闊。湉湉爸一眼相中，即辦理了買房手續。為此是要向銀行借更多的債，但這麼舒適的房子，值得呀！老房逼仄背陰，長期居住難免影響心情，湉湉媽得病未必沒有這方面的原因。聽說人長期不曬太陽，得抑鬱症的幾率相當高，可當初為了搶購學區房誰考慮過那些！

以前湉湉沒有自己的房間，這一回爸爸特意為女兒佈置了一個溫馨的窩：一張白色的兒童雙層床，湉湉可以順著鐵梯爬上爬下，兩張床隨她輪流睡，或者一張床放毛絨玩具，另一張床自睡；一套同系列帶書架的書桌椅，當然也是白色的，書架可以放置課本和書籍文具，書桌是給湉湉上學做功課準備的；一組造型清新的四門衣櫥，櫥門和抽屜裝飾著粉玫瑰樣式的把手，看上去可愛極了；一隻手掌型的大紅色沙發是全屋的亮點，沙發做出了一個「ＯＫ」的手勢，顯得酷勁十足。

對了對了，還有那浪漫指數絕對五顆星的窗簾！灑滿粉色鮮花的紗幔，遠遠看去，就如同一條從天而降的花溪。輕風吹過，「花溪」立刻款款流動起來，帶著潺潺的水聲，和著陣陣的花香，夾著絲絲的涼意。山重水複疑無路，撥開「花溪」，寬大的飄窗又讓人柳暗花明。湉湉爸想像著女兒躺在大飄窗上曬太陽、數星星，飄窗鋪著厚厚的軟墊，女兒懷抱花貓笑得咯咯咯的——此情此景，真是美呆了！

想著想著，湉湉爸忽然心動了一下，一股複雜的情感油然而生，有點酸楚，有點溫

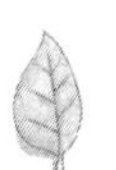

暖，有點感動，又有點悔恨……呵，生活本來就該如此芬芳美好的呀，為什麼我們卻把好好的日子過得抑鬱了呢？

在折騰房子的同時，湉湉爸又做了一個重大決定：辭職。

他沒跟任何人商量，甚至在遞交辭職書前，他連跟自己商量商量都沒有。辭職的念頭一冒出來，他就像中毒的人找到了解藥，興奮得兩眼熠熠閃光，當即覺得人生有救了！

公司捨不得這麼好的人才，以為他是被同行獵頭了，趕緊加薪提職試圖挽留。誰曾想湉湉爸只是淡淡一笑：「對不起，我以後孩子第一，工作只能排第二、第三。」

公司領導同情地點點頭：「你的心情我十分理解。家庭遭遇這樣的災難，人情緒低落、沮喪，有一段時間痛苦得難以自拔、頹廢到絕望的地步，這都是正常反應，再堅強的男人也不例外。我們可以給你特殊照顧，你需要放個長假嗎？一個月？兩個月？三個月？……半年夠不夠？相信你一定會度過這段低谷時期。」

打了「理智牌」，再打「情感牌」、「名利牌」、「價值牌」，領導又苦口婆心做了許多勸解工作，可湉湉爸一邊感激萬分一邊不為所動，鐵了心非辭職不可。最終，領導只得遺憾地在辭職書上簽了字。同事們得知消息，紛紛請他喝酒為他送行，大家少不了一番傷感，然後各道珍重而別。

湉湉爸準備重新選擇一所學校重當老師，他希望以後能有更多的時間陪伴湉湉。「不能動不動就加班、就出差，不能為了工作犧牲自己和親人的幸福，不然我們活著又是為了什麼呢？至於收入，減少就減少吧，有吃有喝、夠還貸款就行了！」他這麼想著。

爸爸在城裡忙得不亦樂乎，湉湉在鄉下可是度日如年。她以前回老家，無非是跟著爸爸媽媽回鄉過年，蜻蜓點水地小住幾天，從來沒像這次這樣，不知道住到哪天是個頭。

剛回老家的時候，湉湉發現老家的土路坑坑窪窪，老家的房屋破破爛爛，老家的小孩髒髒兮兮，她的心情落到谷底，禁不住天天纏著奶奶追問：「媽媽到哪裡去了？爸爸怎麼還不來接我？」

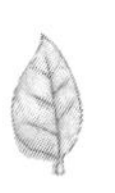

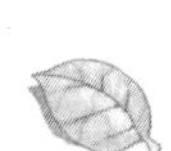

奶奶開始還有耐心應答，後來招架不住，也不知道如何回答是好，索性就當聽不見，只管埋頭做自己的事，對湉湉理也不理。

「壞奶奶！壞奶奶！」湉湉氣得直跺腳，轉而去纏爺爺。

爺爺勸解她，媽媽這趟差出得很遠，一時半會回不來：「媽媽昨天打電話來了，問你在老家乖不乖？爺爺說湉湉表現可好了，吃飯吃得香，睡覺不哭鬧，見人主動喊，還自己抱著故事書看，乖得不得了！媽媽聽了很高興，託爺爺帶話給你，讓你不要過於想她，她有機會便會回來看你。」

湉湉很驚訝：「爺爺，你怎麼不叫我？我要跟媽媽通話的呀！」

爺爺攤著雙手，擺出一副無辜的樣子：「你睡得呼啦啦的，叫也叫不醒啊！」

湉湉生氣道：「那你讓媽媽下次早點打電話，或者叫她留下號碼，我們打過去。」

爺爺伸出大掌撫了撫湉湉的腦袋：「娃吶，你媽這回出差是出國去了！一個太平洋上的什麼島國，名字特別長，叫什麼什麼斯的──唉，你媽說了幾遍爺爺也沒記住──那個島國經濟不發達，經常停水斷電的，打電話特別不容易，和咱這兒還有好幾小時的時差，你媽只能抽空打電話來。你想打電話找她？嘿，想也別想！咱家沒有電話，就昨天的電話，還是爺爺跑到鄰居家接的呢。」

湉湉鼓著嘴巴，生了好一會兒悶氣。爺爺悄悄瞅著她，心裡很為自己的急中生智得意，居然編出了一個太平洋島國！

「爸爸呢？爸爸答應每天都給我打電話的！」湉湉又想起了新話題。

「你爸爸啊，他這陣子正忙著給湉湉佈置新家呢！想找爸爸不難，爺爺這就可以帶湉湉打電話去！」

爺孫倆說著，立刻大手牽小手出門往鄰居家去。湉湉熟練地撥通爸爸的手機，一接通便誇張地向他抱怨在老家的種種不適。爸爸疲憊地聽著，沒有做過多解釋，他勸慰湉湉權且忍耐一陣子，他正在做大事，準備給湉湉一個大大的驚喜。爸爸的話沒有引起湉湉的重視，因為她本來就是只顧自己自說自話，現在說完就完了。

這時，湉湉的思維又轉向了另一樁事，她忽然插話道：「爸爸，花花還好嗎？你還記得每天給牠餵貓糧啊？」

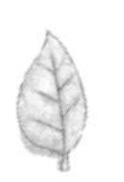
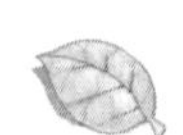

湉湉爸一下子愣住了，他這才想起已經很久沒有看見花貓，花貓十有八九是在這陣子的忙亂中走丟了！

花貓是湉湉的命根子呀，這可如何是好？

幸虧姑姑及時出現了，湉湉的暑假開始快樂起來。姑姑笑眯眯地邀請湉湉到縣城居住，說壯壯哥放假了，他們可以一起玩了。湉湉立馬起身，拎著自己的小箱子直往外走。

奶奶忍不住笑罵道：「你這個沒良心的，奶奶再疼你也沒用，還是壯壯面子大！趕明兒就讓壯壯照顧你吧！」

壯壯哥是姑姑的獨子，他倆曾一起玩過，玩得還很投機。但那已經是很久以前的事了，湉湉現在倒不是特別想見壯壯哥，實在是因為鄉下老家太無聊了，她多待一天也不願！

已經走到門口，湉湉一下子又轉頭撲回來：「奶奶，咱們一起到姑姑家住吧！晚上我還要奶奶陪著睡覺呢！」

湉湉一撒嬌，奶奶哪受得了？一想到湉湉已是沒媽的孩子，奶奶的心頓時軟成了橡皮泥。最後皆大歡喜，大家一同前往姑姑家。

姑姑家新蓋了一幢漂亮的兩層樓房，裝修得跟城裡有錢人的別墅似的。樓房坐落在縣城頹敗的老城牆邊，以城牆為分界線，姑姑家房前是繁華的街市，房後仍是一片綠油油的菜畦。湉湉很喜歡這樣的格局，因為她站在前陽臺可以看街市的人來人往，跑到後陽臺又可以欣賞田園的自然風光。即使哪兒也不去就待在家裡，寬敞的房間、齊全的設備也讓湉湉感覺十分舒服。再加上有壯壯作伴，湉湉對父母的思念暫時沒那麼強烈了。

壯壯其實一點也不壯。恰恰相反，他瘦不拉幾的，胳膊細得幾乎一擰就斷。不過，總體來說，壯壯還算是一個虎頭虎腦的小男孩，濃眉大眼，皮膚白淨，從裡往外透著機靈。壯壯比湉湉大三歲，過完暑假就升小學四年級了，他可是姑姑的掌上明珠，寄託著姑姑後半輩子的全部希望！

姑姑當年差幾分沒考上大學。作為一個出身貧寒的農村女孩，雖然財經學校大專畢業在村子裡也是破天荒第一人，但姑姑對此一直耿耿於懷。她是多麼羨慕和佩服兄嫂

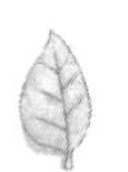
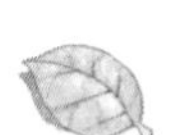

啊！名牌大學，高薪職業，精英氣質，優裕生活——這就是成功！兄嫂就是偶像！

小縣城的生活安逸而踏實，姑姑工作沒多久就結婚生子有了壯壯。看來自己一輩子大局已定也就這樣了，姑姑決定將改變命運的寶押到兒子身上。為此，她沒少激勵壯壯：「看見沒？舅舅、舅媽多有學問，多讓人尊敬！以後你一定要像他們一樣考名牌大學，到大城市生活！」姑父對此很不以為然，可跟湉湉爸一樣，他基本左右不了老婆的想法。再說了，誰不想調教出個好孩子呢？不管白貓還是黑貓，逮到老鼠的才是好貓嘛。

姑姑在兒子身上不惜血本，大城市孩子享受的早期教育壯壯一樣不落。大把大把花錢，大把大把消耗時間和精力，雖然也苦也累，也猶豫也抱怨，但榜樣的力量是無窮的，一想到兄嫂正在大都市實現夢想，姑姑便「雖九死其猶未悔」來！

好在壯壯給了姑姑最好的回報，這孩子天資聰穎：學英語，英語能講得字正腔圓；學鋼琴，鋼琴能彈得有聲有色；學圍棋，圍棋能下得風生水起；學書法，書法能寫得滿紙流韻……尤其討喜的是，壯壯ＥＱ極高，他逢人即招呼，當眾不慌張，上臺不怯場，幾十個孩子跟著他，他能組織得有模有樣的！

哇哇哇，姑姑可真是生著了，壯壯哪裡是什麼凡間俗子，他簡直就是人精投胎嘛！難怪所有老師一說起壯壯，眼睛都笑歪了，一個接一個地連豎大拇指。從入學到現在，壯壯一路班長、中隊長、大隊長走來，整個一「校園明星」的姿態！

只有姑姑看壯壯還有很多的不順眼：她嫌兒子背挺得不夠直，老嘮叨著要他昂首挺胸，拿出男子漢的氣概來；她怪兒子不注意保護視力，早早戴上了近視眼鏡，幾乎等於是後天殘疾；她怨兒子動作協調性差，這麼大了拍球、跳繩還不像樣子，笨手笨腳地惹人恥笑……為什麼姑姑偏要對眾人豔羨的壯壯挑三揀四呢？她是不夠疼愛自己的兒子嗎？不，姑姑對兒子的那個愛啊，簡直沒法用言語形容，要她掏心掏肺她也會毫不猶豫！她只不過是因為愛之深才責之切罷了，姑姑對此一直相當地理直氣壯。

嫂子抑鬱自殺的消息傳來，姑姑的世界一下子坍塌了！她整夜整夜睡不著覺，嫂子的音容笑貌總在眼面前徘徊，兩人相處的細節像放電影般一一呈現，讓她禁不住全身發冷、四肢顫慄。有好幾次，夜不能寐的姑姑悄悄溜進兒子房間，坐在床邊握住兒子溫潤的小手不放，傻愣愣地直熬到天明……為什麼嫂子會抑鬱？這到底是誰之錯？壯壯啊壯

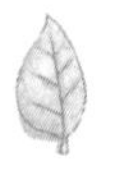
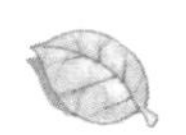

壯，你將來要是也落得這麼個下場，還不如不考大學、不離開縣城的好！

姑姑第一次懷疑起壯壯的培養方式來。

這個暑假，姑姑破天荒沒有給壯壯報任何補習班。

湉湉媽事件給姑姑敲響了警鐘，她敏感地從中悟到了一點東西。到底悟到了什麼？她一時半會也拎不清，但這已足夠讓她做出英明的決定。不能把孩子逼得太緊！人生的路還長著呢，不能輸在起跑線上不假，可也不能輸在半途啊！姑姑不停地在心裡唸叨著。

除了希望緩解壯壯的壓力，姑姑還希望壯壯能空出更多的時間，陪湉湉把這個暑假過好。這可是湉湉幼兒期的最後一個暑假喲，這麼點點的小人，卻攤上這麼大的災難！姑姑心疼得直打顫。要是哥哥捨得，姑姑巴不得把湉湉接到身邊當自家閨女養。可惜哥哥一點不鬆口，他說咬牙也要挺過這一關，父女在一起相依為命比什麼都強。姑姑想了又想，覺得眼下能做的也只能是穩住湉湉，湉湉不鬧了，哥哥才能在城裡安心做事，他們這個家才能慢慢緩過勁來。

壯壯不信媽媽給他自由：「『君子一言，駟馬難追。』你可不要後悔哦！」

姑姑沉著臉罵兒子：「怎麼這麼說話？沒大沒小的。」

姑姑歎了口氣，接著道：「這個暑假，你最重要的任務就是陪湉湉妹玩！」

壯壯瞪大了眼睛：「啊？就這任務？我沒聽錯吧？」

姑姑點點頭：「沒錯！你把湉湉妹帶好了，媽媽會感謝你的！」

壯壯問：「那什麼叫做『帶好了』？」

姑姑回答：「第一，平平安安；第二，別讓她哭；第三，別讓她想家。」

壯壯一拍胸脯：「行，包在我身上！」

海口誇下了，壯壯立刻行動起來。他拿出一個嶄新的本子，連寫帶畫地制定了詳細的暑假計畫。湉湉一進家門，壯壯便熱情地把她接到自己房間。「媽媽，奶奶，你們不要進來，讓我們自己玩吧！」壯壯把大人攔在門外，「咔噠」一聲把房門反鎖上了。奶奶和姑姑搖搖頭，隨他們去吧！

看到壯壯房間滿牆的獎狀，湉湉一下子震住了：「哇！壯壯哥，你得了這麼多獎

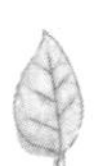

啊！」

壯壯吸吸鼻子，輕描淡寫地說：「這都是我媽貼的，一點都不好看！我想貼海綿寶寶、派大星、超人、蝙蝠俠，可我媽偏不同意！」

湉湉沒注意壯壯的情緒，只管自顧自地說：「我也得過很多獎！上小一班的時候，我和同組小朋友合作，畫了一幅《小雞鬧春圖》，得到了第一張獎狀！在街頭櫥窗裡展覽的時候，我媽可高興了，拉著我去拍了好多照片！後來幼稚園搞才藝展示、環保服裝秀……我都得了獎！我家沒你們家那麼大，我媽不喜歡把所有獎狀貼出來，她每次只貼最新的那張。」

壯壯隨手打開了自己的小書櫥：「幼稚園的獎狀啊，我都多得沒法貼了。你瞧，這些獎盃、證書也是我得的。我媽最喜歡讓我參加各種比賽，我一拿獎她就高興得不行。」

湉湉一臉的羨慕和崇拜：「哇！壯壯哥你真了不起耶！我以後要能像你一樣就好了，我媽老讓我向你學習！」

壯壯指著一摞摞的學習資料說：「也沒什麼呀！你要是也像我一樣，假期提前學下一學期的功課，平時做那麼多習題、試卷，你將來也一定每學期得『三好』！你看，要不是你回老家來，我媽才不會放我一馬！我這些年的寒暑假可都是在外面上課的！《窗邊的小豆豆》你看過嗎？你肯定沒看過，那是日本的一本暢銷書，講一個叫小豆豆的小女孩遇到好學校、好老師的事。你不知道，人家巴學園根本不像咱們這樣！」

湉湉笑了，沒想到壯壯哥說起學習也有這麼多的怨氣哦，媽媽可從來都說壯壯哥愛學習愛得要命！敢情壯壯哥跟所有小孩子想的都一樣啊！

湉湉安慰壯壯道：「現在的小孩子都這樣吧，我以前的寒暑假也要上興趣班的。媽媽說這是對我們負責，讓我們早早多學點本事。不曉得為什麼，就這次暑假沒上什麼班。大概是因為媽媽出國去了，沒來得及報名吧。媽媽說好孩子從小就該熱愛學習，媽媽不讓我回老家耽誤時間，她說在老家學不到本事。」

「怎麼學不到？我不就是在老家學的嘛！」壯壯忽然眉頭一皺計上心來，「有了！湉湉，你媽不是讓你向我學習嘛，以後一放假你就回老家來，咱們一起玩一起學！家裡有了客人，我媽的脾氣那才叫好呢，我都快不認識她了！唉，她要是一直都這麼好脾

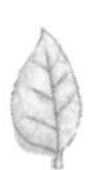

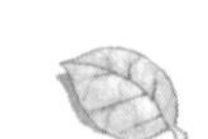

氣就好了！湉湉，你以後常回來嘛，反正我家新蓋的房子，給你長期保留個房間就是了！」

湉湉高興得直拍雙手：「好誒好誒！我媽說不定會同意的，我要好好勸勸她！」

談完學習，兩個孩子一起搬出閒置已久的樂高拼裝玩具。壯壯想搭一艘太空船，模擬展示美國宇航員阿姆斯壯登月時的情形，可湉湉對宇宙、對登月一點興趣沒有，該方案只好放棄；湉湉想搭一座古典城堡，像囚禁長髮公主的那座高塔一樣，只要壯壯一喊：「Let down your hair（放下你的頭髮）！」湉湉就把長髮從塔頂放下來，可壯壯最煩王子公主的遊戲了，該方案只好作罷。商量來商量去，兩人決定折中妥協，建一所大型遊樂園。

說幹就幹，壯壯做總建築師，湉湉做總設計師，工程迅速在地板上鋪開了。

他們忙到天黑還不肯出來，姑姑見好言好語三請四邀沒用，最後只好找出備用鑰匙強行開門，厲聲押解著他們去吃飯。真是一玩起來就沒個數了！這放風箏的線啊，到底該怎麼緊怎麼鬆呢？姑姑心裡又撲騰起來。

這個暑假真是爽翻了！姑姑不上班的時候，會想著法子帶兩個孩子出去玩：逛老街、摘葡萄、採蘋果、做泥人……壯壯冷不丁發現媽媽變可愛了，她現在臉上的表情很柔和，說話輕聲細語的，還動不動就微笑在先。

姑姑上班呢，兩個孩子就自己在家讀書、玩遊戲、看動畫片。壯壯膽子大，經常趁奶奶不注意，帶著湉湉偷偷溜出家門。他們或在街市上閒逛，或在田野上捉蟲，有時還會與路邊的孩子亂玩一氣。壯壯這個哥哥很有哥哥樣，他無論走到哪裡都會把妹妹的手緊緊拉著，生怕妹妹一不留神被老拐子拐走了，更怕有不懂事的壞孩子欺侮妹妹。湉湉也是自覺地與壯壯形影不離，跟著壯壯哥出門冒險，成了她從未有過的新鮮體驗。原來不跟媽媽在一起也有這麼多的快樂呀，湉湉沒有注意到，她最近並沒有思念媽媽。

爸爸突然出現讓湉湉嚇了一跳，時間過得飛快，竟然都快開學了！

湉湉依依不捨地與壯壯哥告別，兩個孩子相約下個假期再見。爺爺、奶奶和湉湉一起跟著爸爸驅車返城，一路上爸爸告訴湉湉很多事情：關於新家，關於新學校，關於新

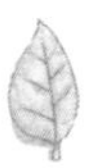
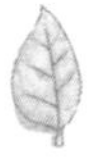

工作……爸爸以為，湉湉肯定會興奮得手舞足蹈，肯定會沉不住氣地追問新房的每一個細節。誰曾想，湉湉聽了他的話卻一點表情沒有。

爸爸偷眼瞟了瞟湉湉：「寶貝兒，我新手機裡存了一些新家的照片，你要不要看看？」

湉湉搖搖頭：「舊家挺好的呀，為什麼要換新家呢？」

爸爸很詫異：「咦，你不覺得咱舊家太小太小，住著不舒服嗎？寶貝，你看看照片就知道新家有多好啦！」

湉湉勉強接過爸爸的新手機翻看了幾頁，仍然搖搖頭：「新家院子裡有老銀杏嗎？」

爸爸支吾道：「呃……老銀杏倒是沒有，不過新社區也有很多樹……爸爸沒注意最大的那棵樹是什麼樹，只記得也是一棵很高很大很漂亮的樹……對了，新社區有一組健身器材，有獨木橋，還有秋千呢，你見了準喜歡！」

湉湉又問：「新家旁邊有小餛飩賣嗎？」

爸爸卡殼了：「呃，這個小餛飩嘛，又不是什麼珍奇美食，怎麼會沒有呢？哪裡沒有小餛飩啊，說不定新社區的小餛飩比原來的更好吃呢。」

湉湉低下了頭：「不會比原來的更好吃了……」

爸爸的心涼了半截。怎麼會這樣呢？他左思右想也不明白。

回城後，爸爸勸了好半天，湉湉才老大不情願地跟進家門。站在新家明亮而陌生的廳堂，湉湉木呆呆的，不知道該先邁哪一隻腳才好。爸爸讓湉湉去看自己的房間，湉湉小心翼翼地打開一扇門，看見嶄新的床，嶄新的衣櫥，嶄新的書桌椅……湉湉熟悉的玩具哪去了？湉湉的舊書舊衣服呢？湉湉的花貓呢？

幸好，媽媽親手做的布娃娃還在床頭放著，湉湉抓起布娃娃扭頭就走：「我不要這新家，我要回老房子，我要找我原來的東西！」

爸爸一把抱住她：「寶貝兒，咱現在就這一個家了，老房子已經賣掉了！」

湉湉不吱聲，眼淚撲簌簌地滾落下來。

忽然，湉湉盯著爸爸認真地道：「媽媽知道嗎？萬一媽媽回來找不著家怎麼辦？」

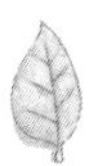
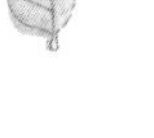

爸爸的臉色黯淡了。沉默半晌，他悶悶地回答：「媽媽當然知道，爸爸都跟媽媽商量過了。寶貝放心，媽媽認識回新家的路……」

那天晚上，湉湉不要奶奶帶著睡覺，她獨自摟著布娃娃在新床上默默哭了好久。一直到哭累了哭乏了，才帶著淚痕可憐兮兮地迷糊睡去。

大人們也沒輕易入夢，爺爺奶奶在新家左踅摸右踅摸，與湉湉爸嘰嘰咕咕把家事討論了個遍。深更半夜，奶奶已經睡下了又重新爬起，她急急忙忙敲開湉湉爸的房門：

「趕緊著，明兒一早就找人把所有窗戶都裝上護欄！可不能再這麼直通通大敞著了！」

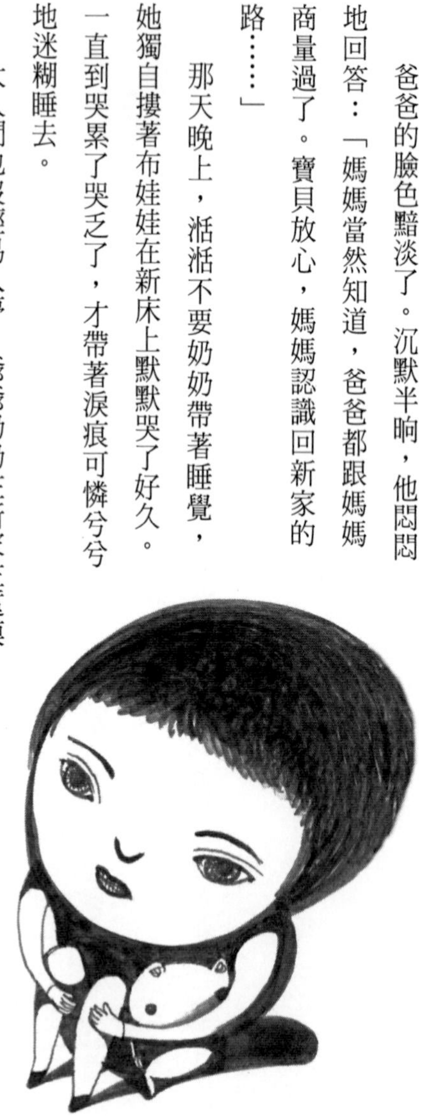

5 新學期

沒兩天就要開學了，爸爸為湉湉準備了新書包、新文具，還特意提前帶她參觀了學校。爸爸告訴湉湉，校長和班主任老師知道湉湉要來上學都非常高興，新班級還有不少幼稚園的老同學。

「每個幼稚園的好孩子他們全認識，校長一見我面就說：『田湉將來肯定是個品學兼優的好學生，我們歡迎她！』」爸爸眉飛色舞地道。

湉湉信以為真，一直緊繃的臉放鬆了，嘴角泛起了些許笑意。

她哪裡知道，爸爸為了寶貝女兒是如何地煞費苦心！

校長和班主任梅老師倒真是對一年級新生田湉同學印象深刻，無比熱情地對她表示歡迎來著。但那不是因為這孩子優秀到了眾人矚目的地步，也不是因為學校對所有新生

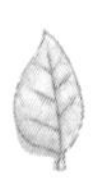

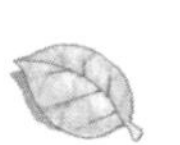

都瞭若指掌，田湉同學的長長短短他們心中已有了一盤棋。事實上，這個結果是湉湉爸主動上門彙報情況，懇請學校對湉湉額外關照才爭取來的。

不用說，校長和梅老師獲悉事情的原委都唏噓不已，他們深切同情這家人的不幸遭遇，紛紛表示要想方設法確保湉湉健康成長。湉湉爸當時感動得眼淚又掉下來了，恨不得跪倒在地磕頭致謝！唉，難怪古人發明了磕頭的禮節，此情此景除了磕頭，還有什麼儀式才能與發自內心的感激之情相配呢？

湉湉爸似乎覺得湉湉媽就在身邊，默默陪伴著他跑東跑西應付一切，於是他忍不住在心裡對湉湉媽說：「瞧見沒有，這世界還是好人多啊！我一沒送禮，二沒找人，人家憑什麼就肯幫咱們？畢竟人心都是肉長的呀，你怎麼就感受不到這些溫暖呢？你要相信啊！」

爸爸並不需要學校為孩子操太多心，更不需要學校將湉湉挑撿出來另眼相看，但他有兩個明確願望：首先，當然是希望確保湉湉的學籍，因為他們的學區房已經賣了，若學校嚴格拘泥政策，湉湉將失去報到資格，雖然她早在暑假前便已登過記、報過名；其次，就是希望學校能協助家裡隱瞞真相，所有老師都最好不要與湉湉提及媽媽，平時儘量避免觸動湉湉關於媽媽的神經。

校長不住地點頭，再三寬慰湉湉爸學校會特事特辦，湉湉上學將一路綠燈！湉湉爸這才長長地鬆了口氣。關於媽媽逝世的消息，他沒想過究竟瞞湉湉到什麼時候，他只是希望女兒永遠無憂無慮，永遠生活在象牙塔裡！

是的，只要爸爸在一天，他就會保護女兒一天！

報到那天，奶奶一大早就叫醒了湉湉，幫她換上好看的裙子，紮了兩根翹得老高的羊角辮。湉湉跟著爸爸來到學校，她發現前兩天還安安靜靜的校園，現在到處人來人往、熱熱鬧鬧，四下裡有一股喜氣洋洋的氣氛。走廊，櫥窗，教室，食堂，五顏六色的標語看得湉湉轉不過彎來，她似懂非懂只能暗地裡揣測個大概。

在一(2)班教室門口，湉湉看見一位大姐姐正站在講臺上。大姐姐身量不高，皮膚像孩子似的又白又粉。也許是為了讓自己看起來更像大人吧，她將自己使勁往老成持重方面打扮：一身簡潔幹練的直筒連衣裙，一副深色板材框的眼鏡，一頭黑髮紋絲不亂地盤

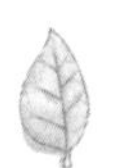
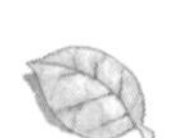

在腦後，沒留劉海，亮出飽滿光潔的額頭。大姐姐一見湉湉便微笑著走上前來，她彎腰對湉湉說話時，湉湉聞到一股淡淡的花香，同時注意到她耳畔有兩顆小小的、透明的淚滴，一閃一晃，一閃一晃……

「啊，你是田湉吧？很高興認識你，我是梅老師。老師很喜歡你的名字，看一遍就記得牢牢的！」大姐姐親切地向著湉湉伸出右手，「來，握個手，握手以後就是好朋友了！」

湉湉羞澀地躲在爸爸身後，猶豫片刻，才紅著臉也伸出右手與梅老師輕握了一下。

「以後咱們可都是一(2)班的成員了，一(2)班就是你的新家！田湉，快去找找你的座位在哪裡？班上有沒有你認識的小夥伴？」梅老師向湉湉爸點頭示意，伸手把湉湉牽進了教室。

湉湉回頭望望爸爸，爸爸微笑著目送著她，眼睛裡滿是鼓勵。

進了教室湉湉樂了，她一眼看到好幾張熟悉的面孔：李明宇、孔佳昕、張芸芸、戴可彬——都是原來幼稚園的小朋友呢。一見他們，湉湉緊張的心情頓時放鬆了下來，她鬆開梅老師的手，逕自向他們走去。小朋友們你一言我一語，吵得教室裡人聲鼎沸，梅老師面帶微笑在教室裡來回走動，並不急於干預。

隔著窗戶，湉湉爸站在走廊裡遠遠觀看著，心裡面暗暗著急：這梅老師實在太年輕了，剛從學校畢業吧，她能管得住紀律嗎？瞧這班孩子亂的，這個喊那個叫，裡裡外外跑進跑出，連個眼色都沒有，真是無法無天了！

正這麼想著，上課鈴響了，湉湉爸看到梅老師帶頭有節奏地鼓起了巴掌。在梅老師的帶領下，孩子們不再交頭接耳、不再竄上跳下，紛紛坐回自己的位置舉起小手拍了起來。不一會兒，全班上下便只有一個整齊劃一的聲音：「啪啪——啪啪啪——，啪啪——啪啪啪——。」

又過了一會兒，梅老師做了一個停止的動作。立刻，孩子們全都聽話地放下小手，安靜地注視並聆聽著老師，與剛才那幫小調皮鬼簡直判若兩人。再看梅老師，臉上雖然還含著微笑，但全身上下自有一股威嚴的氣勢，讓人不由自主便收斂起來。

「嘿，這梅老師還真有兩把刷子呀！」湉湉爸在一旁看得直挑大拇指，有這樣的老師當班主任，真是沒什麼不放心的。

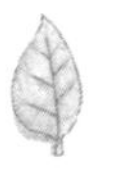
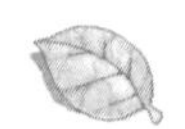

湉湉爸下意識地長歎一聲，似乎又了卻一樁心事。湉湉順利上學了，這的確是件大事啊！從明天開始，湉湉每天早上將由爸爸開車送到學校，中午在學校吃中飯，下午放學則由奶奶帶著乘公共汽車回家。這已經是最佳安排了，至少目前他只能做出這樣的安排，否則他還能怎麼辦呢？

慢慢來吧，慢慢來吧，湉湉爸這麼想著，離開教室踱到操場邊等候去了。

報到的時間不長，梅老師分發了課本、校服，提出了一些要求，就宣佈放學了。湉湉爸趕到教室幫著收拾新發的東西，正準備與梅老師告別，忽聽湉湉道：

「爸爸，學校就在咱們原來那個家旁邊吧，咱們回去看看原來的家行嗎？」

湉湉爸壓根沒想到，女兒會冷不丁冒出這麼一句話。別的孩子都在為新發的課本校服興奮呢，她卻沒有多看一眼，小心思不知道轉到哪兒去了。湉湉爸的好心情一下子被破壞了，他不由地停下手中的動作。而這時湉湉已經跑到窗邊，正伸著頭往窗外張望呢。

「回去看看？有什麼看頭！那已經不是我們家了！」湉湉爸不耐煩地回答，「趕緊回家，陪你半天了，我還有事！」

湉湉的眼睛一下子蒙上了淚光。透過校園的朦朧樹影，湉湉遠遠看到一幢高樓，她認定那就是自家原來居住的樓房！那麼近，簡直伸手可及，爸爸卻偏偏不肯過去看看！爸爸說花貓在搬家時走丟了，湉湉總是不信。花貓那麼機靈，怎麼可能走丟呢？肯定還在社區院子裡！可憐小傢伙這段時間東躲西藏，要吃沒吃，要喝沒喝，不知道過的什麼日子啊！

但湉湉不敢搬出花貓來跟爸爸理論，她內心還是有點怕爸爸的。爸爸向來不喜歡小動物，花貓沒准就是被爸爸故意遺棄的呢？要是那樣，他當然不會同意湉湉再去找貓！唉，要是媽媽在多好啊，媽媽最懂湉湉心思，她幫湉湉養過金魚，養過小雞小鴨，還養過蝸牛烏龜呢。媽媽曾經對湉湉承諾，說以後要是有地方就再養一隻貓——多好的媽媽呀！

湉湉跑回來拉住爸爸的手：「就去看五分鐘！五分鐘！」

這孩子怎麼這麼攪呢？就不能體諒體諒大人嗎？

爸爸忽然覺得好累好累，他控制不住地對著湉湉大吼一聲：「有完沒完！」

湉湉的眼淚一下子滑落下來。

秋老虎依然餘威不斷，湉湉家的氣氛卻冷得像三九嚴寒天。看湉湉成天垂頭喪氣提不起精神，全家人心裡都像壓了一塊大石頭。

奶奶牙一咬心一橫，決定去找花貓！

奶奶看出來了，只要花貓不回家，湉湉這眉頭就不會舒展。唉，這丫頭心思重，有點事情擱在心裡能嘔著呢，這點遺傳她媽媽！湉湉爸恨不得把痛苦一併留在過去，所以他把房子賣了、工作辭了、東西扔了，打算一切從頭開始。可他想得太簡單了，不是什麼都像他玩的電腦，說重裝系統，幾個鍵「叭叭」一敲就得了。人的情感，人的記憶，那是多麼精巧、神祕而又複雜的玩意兒，哪能說格式化就格式化啊？尤其是孩子和老人，他們比誰都戀舊都深情，哪像年輕人那麼捨得、那麼容易？

奶奶也沒聲張，一個人悄悄坐上公共汽車，輾轉找回原來的社區。奶奶可是那個社區的名人，進進出出沒有誰不認識她老人家的。她一出現在社區門口，保安師傅、保潔阿姨們立馬圍了上來，大家七嘴八舌地打聽他們最近的情況，奶奶光講全家老小的動向就講了個把小時。

扯了半天，最後好歹回到主題，奶奶向大家打聽起花貓來。呵，這下可炸開鍋了，大家紛紛嚷嚷起來：

「你家花貓還在社區裡住著呢，我剛才還在花壇邊看見牠。」

「還以為你們搬家不想帶貓，故意把牠扔了呢。」

「那花貓討喜，也不怕生，經常圍著人喵來喵去的。」

「可憐牠無家可歸，我們老餵牠，鴨頭、雞屁股什麼的可沒少吃！」

「這傢伙最近好像懷孕了，我看牠肚子大了不少！」

「這附近有一群流浪貓，幾個社區亂竄，也說不定牠們會在哪裡。」

……

奶奶聽了半天，最後總算弄明白兩點：一，花貓還活得好好的；二，花貓大概不難尋找。奶奶央求打掃阿姨幫忙，打掃阿姨二話沒說，帶著奶奶在社區裡轉悠開來。她們「咪咪」長「咪咪」短地呼喚著，先找了花園，又翻了灌木，最後居然在地下車庫發現了牠的花影子，當時牠正趴在一輛汽車的車頂上睡覺呢。花貓顯然還認得奶奶，一聽奶

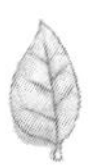

奶召喚便「喵喵」地連聲附和，像是在向奶奶撒嬌似的。

「唉喲，小可憐，瞧你髒成了什麼樣，毛都變色打結了！讓湉湉看見你這副倒楣樣，她要心疼壞的！喲，都快要當媽媽了？那可不能再在外面晃悠了，飢一頓飽一頓，營養也跟不上啊。跟奶奶回家吧，奶奶照顧你坐月子。」奶奶叨叨著，把花貓當成了重逢的老朋友。

花貓跳下車頂，湊到奶奶面前蹭來蹭去，尾巴纏繞著奶奶的小腿，像是在說：「啊呀，奶奶，這麼長時間你們都到哪兒去了呢？怎麼不要我花花了？我可想你們啦！」

奶奶拍拍花貓的腦袋道：「你可別怪我們狠心，我們可不是成心想丟了你，是你自己玩心太重跑出門尋開心的吧？怎麼樣，外面的日子沒家裡面好過吧？還是在家裡有人疼、有人愛更好吧？唉，你不知道，你不在湉湉多傷心、多難過呢！」

保潔阿姨在一旁直笑，沒見過誰這麼跟一隻貓講話的。瞧花貓那樣子，好像還真聽懂了呢，不然牠喵得那麼起勁幹嘛？八成是向主人訴說離別的痛苦吧。奶奶解釋說，她這都是跟湉湉學的，「那孩子能跟貓嘮咕嘮咕講上半天話呢。」

奶奶沒費什麼勁便把花貓裝進了紙盒。回家後，先幫花貓洗了澡、消了毒，再餵花貓好好吃了一頓魚飯。看花貓心滿意足地趴在飄窗上舔臉舔身，爺爺微笑著衝奶奶豎起了大拇指。還有一件幸運事：從收舊貨的王師傅那兒，奶奶又找回一些湉湉的舊書舊玩具。好在王師傅沒捨得把它們當破爛處理，他看東西不錯，都留著給自己的孫兒孫女呢，不然哪找去——這次奶奶真是立了大功，簡直算得上是巾幗英雄啦！

湉湉樂得抱著奶奶親了又親，不僅連聲對奶奶表示感謝，還狠了勁地誇讚她是世界上最好最好的奶奶！

湉湉爸再見花貓也很感慨，他沒想到這小傢伙還能失而復得，更沒想到分別這麼久了，牠對全家人還是那麼親暱，依然萌態百出地討好大家。按理說爸爸是花貓被迫流浪的直接責任人，花貓該對爸爸有畏懼、有埋怨才對，可人家花貓愣是心無芥蒂地向爸爸拋媚眼，害得爸爸都不好意思看牠。花貓不是爸爸故意拋棄的，這一點他已經向湉湉反覆解釋過。不過，爸爸對花貓不夠上心也是實情，他沒有早早安頓好花貓，而是搬家搬到最後才忽然想起來去找，那時候花貓早已嚇得不知所蹤了！

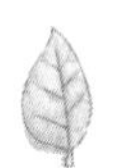

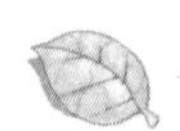

「對不起，寶貝兒！都怪爸爸把花花弄丟了，害得你那麼傷心，還害得花花吃了那麼多苦頭。」爸爸認真地向湉湉道了歉，同時開始反思自己的行為，他從來沒想過一隻花貓對於孩子竟會那麼重要。

「沒關係！反正花花已經回家了！」湉湉喜笑顏開，立刻從心裡原諒了爸爸，「這事也不能全怪爸爸，畢竟爸爸你也是因為太忙才出錯的。再說了，花花自己也不該鬼急慌忙地到處亂跑！唉，搬家的時候要是媽媽也在就好了，肯定什麼錯也不會發生！」

爸爸尷尬地笑笑，他摸摸湉湉的頭，說了聲「自己玩吧」，然後轉身進了書房。

爺爺奶奶聞言也是面面相覷，一句話也不敢多說。好在湉湉現在的心思全在花貓身上，她沒有順口追問媽媽什麼時候回來，而是趴到花貓身邊與花貓說起悄悄話來。花貓眯縫著眼睛打著小嗚嚕，一副到了極樂世界的樣子。湉湉伸手撫弄著花貓的頸脖，與花貓竊竊私語了很久很久……

奶奶找回的舊書舊玩具也讓湉湉欣喜若狂。

對於陪伴自己成長的舊物，孩子們往往會有複雜而微妙的情感。大人們大概永遠也理解不了，為什麼孩子會把一枚樹葉、一粒鈕扣、一顆水鑽當作寶貝？為什麼一本書已經翻爛了孩子也不肯丟棄？為什麼泰迪熊少了一隻胳膊孩子還喜歡跟它玩？

湉湉爸發現了，別看湉湉平時粗枝大葉，有時甚至還丟三落四的，她對哪些是屬於自己的物品，這些物品是怎麼來的、有什麼故事，向來心裡一清二楚。湉湉最喜歡的玩具是芭比娃娃。在爸爸看來，湉湉收藏的數十隻芭比完全是一個模子，根本無法分辨。湉湉最聽不得這話，每次她總是又氣又急地強調：每位芭比都獨一無二、不可取代，每位芭比都各有各的美、各有各的好！

讓爸爸吃驚不小的是，湉湉居然能準確報出所有芭比的名字、身分和特點，能毫不混亂地講述每位芭比的故事，還能一一介紹她得到這些芭比的經過：「第一個芭比是乾媽從美國帶來的，不能換衣服，是丹麥公主造型；第二個是媽媽從超市買的，就是這個粉色長裙的，那時候我對芭比還沒那麼喜歡呢；第三個是姑姑送我的生日禮物，姑姑不知道我更喜歡長裙的公主芭比，一不小心買了個現代版的……」

這麼小的孩子怎麼能記住這麼多瑣碎的細節？她的大腦是如何工作的呢？爸爸為女兒的表現嗟歎不已，不由得心悅誠服地佩服起神奇的造化來。

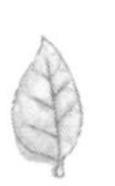

說起自己的書，湉湉也是如數家珍。湉湉有一個大大的書箱，那是媽媽打小為她準備的，用的是媽媽上大學時的行李箱。這書箱平時塞在湉湉床下，看書的時候拖出來，合上箱蓋還能當凳子坐。

湉湉的第一本書是一冊彩色繪本，圖多字少，書名叫《大河馬玩翹翹板》。說的是大河馬想玩翹翹板，可是牠太重了，找不到合適的玩伴，最後多虧小猴出主意，小動物們合坐一頭，讓大河馬坐在另一頭，大家齊心協力玩得可開心了！湉湉四個月大時開始讀這本書。媽媽說當時每天晚上陪湉湉一起讀書，湉湉很快就能用小手指認出哪個是大河馬，哪個是小猴、小青娃。到湉湉能完整說話時，《大河馬玩翹翹板》、《小蝌蚪找媽媽》這些故事她便能張嘴就來。

湉湉知道爸爸的意思，他認為新家有了專門的書房、書櫃，湉湉房裡也有了自己的書架，原來那個臨時性書箱可以壽終正寢了。而且爸爸認為那些舊書已經幼稚過時，湉湉現在上小學了，應該全面更換與年齡相稱的新書才是。湉湉承認爸爸有理，那些舊書她差不多都能倒背如流，不少書封皮沒了、書脊斷了，的確也不值得繼續保留，可爸爸不打招呼就輕易徹底地淘汰了它們，還是讓湉湉於心不忍。

現在書箱沒了，奶奶搶救回的書籍也是七零八落。湉湉仔細檢查了一遍，《大河馬玩翹翹板》哪去了？《小蝌蚪找媽媽》哪去了？還有本來成套的八本芭比故事集，現在也只剩下兩三本了……即便如此湉湉還是高興得不行，她決定原諒爸爸，畢竟書籍還是找回來一些嘛，同時回來的還有不少玩具！把書籍安頓上書架後，湉湉左打量右端詳，私下覺得書還是放在書架上更好！

家裡暫時恢復了平靜，湉湉慢慢接受了這個新家，接受了新學校，也接受了新的生活節奏。

新家比舊家又大又好又舒服，這是連花貓也能做出的判斷。花花在舊家沒有自己的地盤，每次想上床睡一會兒，都要被奶奶毫不留情地打下來。現在牠有了屬於自己的鬆軟貓窩，雖然牠最喜歡的還是鑽小主人的被窩，和小主人一起睡覺，可有窩總比沒窩強是不是？還有，新社區雖然沒有迷人的老銀杏，但八月滿園丹桂飄香也著實令人沉醉。

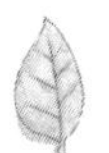
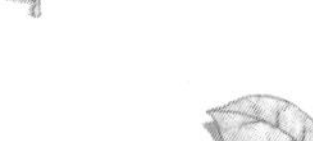

每天早上六點半鐘，奶奶做好早飯把湉湉叫醒，十分鐘穿衣洗漱，十五分鐘解決早飯，剩下五分鐘下樓上車。七點整，汽車發動，爸爸作為專職司機送湉湉上學。一路上父女倆聊聊天，聽聽收音機，七點半湉湉準到學校。下午兩三點鐘放學，湉湉跟奶奶乘公共汽車回家，到家也就是四點不到的樣子。

回家先跟花貓躺在飄窗上玩一會兒，然後再一心一意做作業。做完作業奶奶才允許看會兒電視，湉湉邊看動畫片邊等爸爸，爸爸一般會在六點多鐘到家。全家吃完晚飯不過七點鐘的光景，這時候爸爸會陪湉湉練練鋼琴、學學英語。到了晚上八點半鐘，奶奶雷打不動會催促湉湉上床睡覺。關門關燈不到五分鐘，湉湉一準進入夢鄉。

湉湉也很享受在學校的時光。她很喜歡學校，校園雖然不大，但古木參天、花草繁茂，走到哪裡都賞心悅目。一(2)班教室暑假剛剛裝修，門窗桌椅全部煥然一新，飲水機、電視機、投影機等硬體設施配備整齊，讓人怎麼看怎麼滿意。有熱心家長送來了綠色盆栽以及小金魚、小烏龜等寵物，更增添了教堂的活力和生機。

湉湉本來擔心小學老師會比幼稚園老師兇很多，還擔心學習太難，不容易取得好成績。半學期下來，湉湉發現自己的擔心全都是多餘。且不說老師對同學們都很親切，沒見哪個老師疾言厲色地批評過誰，單說一年級的功課吧，識拼音、學算術、認字母，難度係數統統兩三顆星。同學們學得輕鬆自如，個個考試都九十八一百分，真可謂皆大歡喜！

湉湉還特別喜歡梅老師，她覺得梅老師長得好看，性格又溫柔，說話聲音像白雪公主似的，要多好聽有多好聽！

而且梅老師對湉湉也是格外關照，顯然也是特別喜歡她吧。喏，梅老師每回見到湉湉都笑眯眯的，她會摸著湉湉的腦袋，彎腰詢問湉湉：學習有沒有困難？中飯吃得好不好？與同學相處融不融洽？「有事儘管對老師說哦，老師一定會幫助你的。」梅老師總是這樣鼓勵湉湉，害得有同學背地裡都怪梅老師偏心了。

梅老師偏心嗎？才不是呢。她對哪個同學不是笑臉相迎？她每天也沒少和你們說話呀！湉湉想，梅老師喜歡她，可能是因為她背詩多、讀書廣的緣故吧。每回語文課上梅老師提問，她湉湉都是第一個舉手，而且沒有什麼問題能難倒她的。這樣勤學好思的學生哪個老師不喜歡？就算老師偏心一點，那不也很正常嗎？

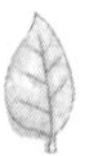
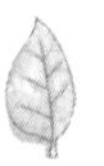

好吧，不管你們怎麼講，我湉湉反正決定要當優等生了。湉湉不能讓梅老師「偏心」一個差生，那多丟人！

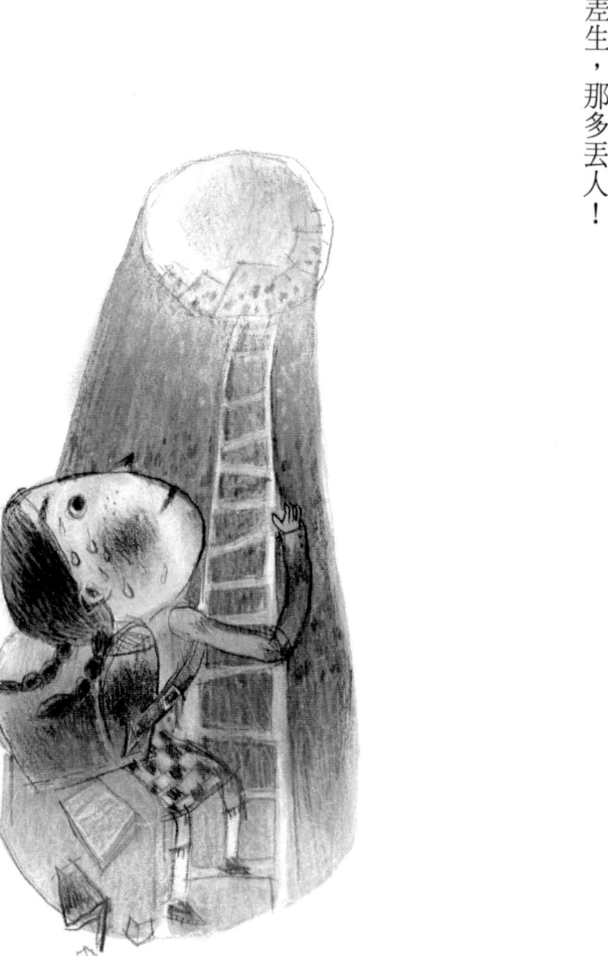

6 想媽媽

花貓產仔了，一窩四隻花狸貓，黃黑白花品種齊全，其中一隻還跟牠媽媽一模一樣。

哇，這真是世界上最最奇妙、最最可愛的生物！瞧牠們那毛茸茸的小身體，粉嫩嫩的小腳瓜，霧濛濛的大眼睛，怎麼看都是精美絕倫的藝術品吶。看著牠們顫巍巍地爬來爬去，小嘴巴開開合合、高高低低地發出音樂般的喵聲，湉湉的心都醉了！

湉湉樂顛顛地跑前跑後，小臉激動得紅撲撲，鼻頭沁出細密的汗珠。

一會兒，只聽她直著嗓子大喊：「奶奶！被子呢？小貓會冷的，找條毛巾給牠們蓋吧！」

一會兒，又聽她直著嗓子大喊：「奶奶！小貓爬出來了，貓窩太小了，換個大的

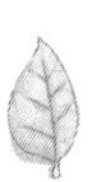

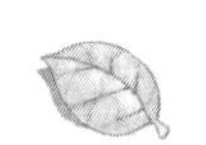

吧？」

一會兒，還聽她直著嗓子大喊：「奶奶奶奶！你快來看啊，花花怎麼不肯吃貓糧呢？咱們給牠做點營養餐吧！對了，我還要請牠喝牛奶！」

話沒說完，湉湉已衝到廚房打開冰箱，把自己喝的牛奶倒了大半碗。滴滴答答，一路牛奶成線，端到花貓面前時，大半碗變成了小半碗。

「花花，這可是紐西蘭進口牛奶哦，口味不錯的！你好好喝，一定要把小貓養得胖胖的！」

湉湉把牛奶捧到花貓鼻子跟前，低聲下氣地一個勁地殷勤邀請。可花貓只是無所謂地掃了一眼，人家依舊輕打著呼嚕、微眯著眼睛斜躺在窩裡，享受著初為貓母的幸福。

「小祖宗！你就給我省省吧！」

奶奶大聲喝斥著，一邊從洗手間找出拖把跟在後面收拾，一邊止不住地抱怨湉湉：「貓狗生仔，在老家根本沒人管、沒人問，給牠們吃喝就行了，誰還把牠們當老爺供著！再說了，坐月子需要安靜，人也罷，貓也罷，哪個受得了你老在邊上吵吵？你要老這麼咋咋呼呼的，花花沒準會把小貓叼到哪裡藏起來。牠這一口下去有什麼輕重的？保不齊就把小貓咬死了，那可全怪你這孩子禍害！」

湉湉被震住了，她嚇得吐了吐舌頭，迅速屏氣息聲、躡手躡腳起來。湊到奶奶近前，湉湉貼著奶奶的耳朵道：「好好好，我以後再不大聲了！奶奶，聽媽媽說當年她坐月子的時候喝了不少魚湯，媽媽說魚湯最下奶了。怎麼樣，我們也給花花熬點魚湯吧！」

奶奶本來氣鼓鼓的，一聽這話忍不住「噗哧」一聲笑了：「虧你想得出，敢情花花的待遇趕得上你媽了！」

話題一岔到這兒，奶奶不由得又拉長了思緒：

「唉，想當年你媽坐月子啊，也是奶奶我熬的魚湯。那魚湯熬得呀，又白又稠，就跟牛奶、跟蜂蜜似的。你媽喝了那湯呀，那真是氣色也好，奶水也足！你才出月子，長得已經像六七個月大的孩子，大頭大腦，就像那年畫上的豐收福娃……」

湉湉接著說：「花花要是喝了奶奶的魚湯，肯定比畫上的貓咪還神氣，還漂亮！」

奶奶無可奈何地搖搖頭。

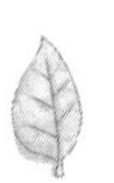

很快，花花果然享用到專為牠烹製的營養月子餐。

奶奶特意到菜場買回新鮮的小魚，不去鱗，不剖肚，洗淨了放鍋裡小火煨上半個鐘頭。等湯汁收得差不多了，奶奶熄滅爐火，等鮮魚晾涼。

這時候，花花往往已聞到魚鮮味，在奶奶腿邊左蹭右繞「喵喵」不歇。奶奶嘀嘀咕咕勸慰牠不要著急，等魚鮮涼透了，有時候都凝固成凍了，才加入米飯或饅頭，精心攪拌出滋味醇厚的魚飯來。

除了魚飯，奶奶還會把肉骨頭斬碎了，加點鴨肝、菜沫什麼的。花花吃得毛色油亮、體格健壯，更把四隻小貓餵得個個肚兒滾圓。

在湉湉的強烈堅持下，奶奶還在本來就很柔軟的貓窩裡又鋪上了厚厚的毛巾。這樣一來，貓窩顯得更加舒適，花花和牠的孩子們也更加愜意了。

湉湉最喜歡看花花給小貓們餵奶：花花先在貓窩裡端莊地斜躺下來，望望這個兒，瞧瞧那個女，然後開始隨意地舔舐牠們。四隻小貓一見媽媽，立刻全都頭腦發熱起來，牠們蜂擁而上「喵嗚」一片。一番熱烈而無序的爭搶之後，小貓們各自找到屬於自己的乳頭，大家橫七豎八地躺倒下來吮吸不止……

小貓們在吸奶時，常會一爪上一爪下地輕輕按摩，不知是為了讓奶水更順暢地入嘴呢？還是為了與母親更親密地交流感情？不管怎樣，這樣的按摩顯然讓母親花花分外享受，牠二目似閉非閉，呼嚕似打非打，與四隻小貓一起構成了一幅《其樂融融圖》。

自從花花當上媽媽，牠那自然流露出來的母性光輝常常令湉湉目眩神迷。湉湉當然說不出「母性光輝」這樣的詞彙，她也表達不出「目眩神迷」是什麼感覺。但花花變了，這是事實；花花的變化讓湉湉心有所動，這也是事實。

當花花哺乳孩子的時候，當花花清潔孩子的時候，當花花與孩子嬉戲遊樂的時候，湉湉常常會被花花一家的親密無間撩撥得心亂如麻。看著小貓們恃寵而嬌的樣子，湉湉不禁想起媽媽，想起媽媽溫暖的懷抱，想起媽媽可愛的笑臉……呵，自己不也曾像小貓這樣依偎著媽媽嗎？

有一天，湉湉終於忍不住大哭起來。

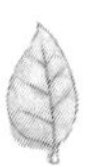

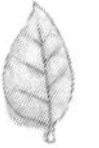

奶奶正在陽臺上收拾衣服，湉湉找到奶奶，一頭撲到奶奶懷裡哭鬧不止：「奶奶，媽媽在哪裡？我想媽媽，你讓她快回來吧……」

媽媽當然不會回來，不管湉湉怎麼哭鬧，媽媽都不會回來了。

爺爺告訴湉湉，媽媽工作的那個國家意外斷電，媽媽三天前的深夜打來最後一個電話，叮囑全家不要為她擔心，她有條件自然會再打電話來；奶奶告訴湉湉，媽媽大概是在國外生病了，暫時還不能啟程回國，要等她恢復精神再做安排；爸爸告訴湉湉，媽媽這次出國承擔的工作很特別也很重要，按要求不能隨便聯繫家人，也不能想回來就回來。

湉湉一個也不相信他們。媽媽從來也沒有不打招呼就走啊，更不可能一走就消失得無影無蹤，這麼長時間連一點音信都沒有，以前她到哪裡都要跟湉湉商量的。湉湉覺察到一點異樣，她覺察到大人似乎在成心隱瞞著什麼，也覺察到媽媽似乎出了什麼事。

可既然大人不願意說，大概總有他們不說的理由吧，小孩子能拿他們怎麼辦呢？小孩子能做的也只有等待吧，等待他們願意說的時候。

大人們在安慰湉湉後各自轉身離去，湉湉對媽媽的思念，卻並沒有因這些空洞的安慰有絲毫緩解。她抹乾眼淚，好半天才努力讓自己平靜下來。

湉湉想找一張與媽媽的合影放自己桌上。奶奶本想勸阻來著，但這話真的很難說出口。讓孩子沒心沒肺忘記媽媽？哪能這麼做呢！奶奶只好裝作沒聽見，抽身進廚房去了。

湉湉翻箱倒櫃找了半天，只找到兩三張嬰幼兒時被媽媽抱在懷裡的照片。爸爸說媽媽不喜歡拍照，家裡存留的照片少得可憐。「以前沒有數位相機，拍照是件又花錢又麻煩的事，大人們都很少拍照。」爸爸這樣解釋。

還真是的，湉湉發現能找到的幾十本相冊主角全是湉湉，幾乎找不到媽媽的身影。很顯然，作為攝影師，媽媽把鏡頭全給了女兒。湉湉的動人表情、精彩瞬間，都被媽媽用心記錄下來。

「有了，我手機裡存著一張咱們全家的合影。」

爸爸說著找出已經淘汰不用的舊手機，調出那張照片。看著一家三口高舉剪刀手的模樣，湉湉一下子回想起當時在遊樂場happy的情形。啊，這張照片媽媽笑得多開心啊！

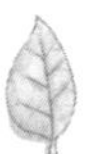
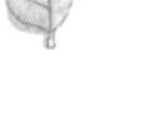

爸爸歎息道：「要是那天帶著相機就好了。可惜啊，這手機畫素太低，拍不了正經照片。這張合影也只能放手機上看看，根本印不出來。」

湉湉點點頭：「那你就把這手機好好收著吧。等媽媽回來，我要和她拍一堆照片，咱們全家也至少應該每個月拍一張全家福才對，爺爺奶奶一起拍！」

湉湉最後挑了一張媽媽獨自一個人的全身照。

那是去年春天櫻花盛開時在公園裡拍的吧，還是湉湉摁的快門呢。因為湉湉最後一刻手抖，照片對焦不準，畫面總體有點模糊。不過場景很美，構圖絕佳，人物的表情也十分自然，有意無意的朦朧感反而增加了難得的藝術效果。

照片上的媽媽長髮披肩，穿著皮靴短裙，矜持地抱著胳膊，臉上淺笑盈盈——這是湉湉熟悉的媽媽，慈善的、優雅的、細膩的、端莊的媽媽。湉湉還記得當時媽媽一個勁地催促：「好了沒？好了沒？媽媽快笑傻了！」

放了媽媽的照片，湉湉就覺得媽媽又變得具體了、親近了。關緊房門，拉上窗紗，湉湉把媽媽的照片拿在手裡輕吻了一下，然後便對媽媽撒嬌傾訴起來：

「媽媽，你到哪兒去了呀，湉湉想死你了！抱抱——！」

「媽媽，你看我們搬家了，這就是我的新房間，漂不漂亮？」

「還有，我上學了，新學校我很喜歡，老師也對我很好，每天上學我都很快樂！」

「對了，花花生小貓了！花花真是個好媽媽，牠對自己的孩子可疼愛了。」

「現在，四隻小貓都快滿月了。奶奶說家裡不能養這麼多小貓，必須送給鄰居。這多殘忍啊，我想把所有小貓都留在家裡！媽媽，你說該怎麼辦呢？抱抱……」

雖然媽媽並不回答，湉湉仍然覺得與媽媽的對話不是單向的，她能從媽媽的眼神、笑容裡得到理解和支持，她能得到媽媽精神的擁抱。

漸漸地，湉湉養成了與照片裡的媽媽交談的習慣。每天上床睡覺之前，對著照片把每天的經歷說一說，哪怕只說上三五句，她也會覺得心裡特別輕鬆，睡覺似乎特別踏實。

當然，這是一個小祕密。

湉湉和媽媽說話時總要關上門窗，不讓任何人聽見。

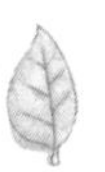

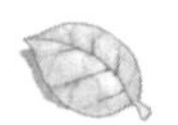

她不想與人分享媽媽。

她不想與人分享祕密。

這個祕密除了花花，誰也不知道。

湉湉還時不時地給媽媽寫信。

她的信不是大人熟悉的那種，她不喜歡每次非得以「親愛的媽媽」開頭，最後還一定要以「此致敬禮」結尾。小孩子嘛，隨心所欲，想哪兒是哪兒唄。

湉湉的信不拘形式，有時候是在一片大樹葉上畫畫，有時候是把幾片小樹葉拼成圖形，有時候是幾行文字夾雜著拼音，有時候是隨手塗鴉留下一堆符號……湉湉特意選了一本公主封面的軟面抄，把自己的心情、想法、創意都留在上面。這將是一本獨特的書信集。

「等媽媽回來，我要把這些信當面交給她。」湉湉這麼盤算著。

媽媽肯定不容易看懂這些信，到時候就聽湉湉解釋吧：

這張淚珠滾滾、半陰半陽的臉，代表湉湉想媽媽想哭了。為什麼要把半面臉塗成黑色？因為心情不好嘛，心情不好臉上自然會烏雲密佈；這輪長出翅膀的太陽說明什麼？太陽笑眯眯的，又長出了翅膀，說明它真的很開心，都要飛起來了！為什麼？因為老師表揚了嘛；還有很多貓的造型，比如貓在皺著眉頭做作業，貓在自得其樂地跳舞，貓在全神貫注地讀書，貓在美裡吧滋地吃飯——啥意思？湉湉一天生活的真實寫照嘛。

嘻，以這樣的方式給媽媽寫信，媽媽會不會開懷大笑呢？

不笑才怪！

哦，別忘了，湉湉還有一個「替身媽媽」，那是她每天晚上都要摟著睡覺的。「替身媽媽」是一隻湉湉媽親手縫製的布偶，名叫「醜媽媽」。「醜媽媽」個頭很大，站起來跟一個三歲孩子差不多高。她腰身很肥，頭上紮一塊絳紅色小方格三角巾，身上穿一條長到腳踝的藏青色棉布連衣裙，外面罩著純白的大圍裙，看上去像一個壯碩能幹的廚娘。「醜媽媽」有張大臉盤，臉上濃眉重目，配一張咧開的大嘴巴，一副憨憨傻傻的樣子。

「醜媽媽」雖然針腳還算細密，造型也算可愛，但到底和市面上出售的那些布偶沒

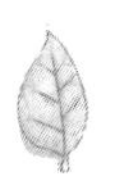
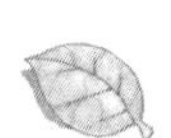

得比。湉湉媽的女紅只是偶一為之，看到商場裡的布偶價格昂貴又缺乏個性，就一時興起翻撿舊物改造出個「醜媽媽」。「醜媽媽」的裙料出自媽媽少女時的學生裝，兩塊手帕拼成圍裙，一方邊角布料變成了頭巾，舊棉衣裡的腈綸棉填塞出高大臃腫的身體。至於那粗重的眉眼嘛，是媽媽先用素描筆勾勒，再用黑線粗枝大葉地繡出來的。

在將「醜媽媽」送給湉湉時，唯恐女兒會嫌「醜媽媽」鄙陋，媽媽還特意編織了一個動人的睡前故事：

話說從前有個小女孩，家裡很窮，媽媽給人辛辛苦苦地洗衣縫補，才僅夠她們吃飯，根本沒錢給小女孩買玩具。所以，小女孩一件玩具也沒有，只能玩媽媽的針線或外面的小石子。有一年小女孩快過生日了，媽媽想：「女兒從來也沒得過生日禮物，手頭正好積攢了一點零碎布料，我給女兒做個娃娃吧。」媽媽就按自己的樣子，悄悄縫製了一個娃娃，名字就叫「醜媽媽」。

小女孩生日那天，媽媽把娃娃作為禮物拿出來，小女孩高興壞了，抱著娃娃又唱又跳！媽媽對女兒說：「以後要是逃難，千萬別忘了把『醜媽媽』帶在身邊，『醜媽媽』

會幫助你的。」沒多久，洪災降臨，小女孩和媽媽被洪水沖散了。除了懷裡的「醜媽媽」，小女孩什麼都沒有，這可怎麼辦呢？

小女孩緊緊地抱住「醜媽媽」想哭。就在這時，她忽然感覺「醜媽媽」身體裡好像有硬梆梆的東西。掀開「醜媽媽」的圍裙，小女孩發現「醜媽媽」身上還有一個隱蔽的口袋，口袋裡有一枚金幣、幾塊巧克力，還有外婆和舅舅的名字、位址等資料。小女孩用巧克力緩解了飢餓，用金幣搭乘汽車，一路打聽著找到外婆家。後來大家又一起找到媽媽，一家人終於又團聚了！

湉湉媽發揮文學創造才能，信口開河地只管虛構。沒想到第一個版本出爐後，湉湉聽得意猶未盡，還一個勁地窮打猛追：「這個小女孩沒有爸爸嗎？」「為什麼要把娃娃叫做『醜媽媽』？」「『醜媽媽』肚子裡的金幣是哪來的呀？」

於是，媽媽這個「編劇」只得根據「聽眾」的要求反覆修改。有時候「聽眾」按捺不住，乾脆自告奮勇客串「編劇」。這樣一來，每晚的故事會可就熱鬧了，「醜媽媽」系列慢慢演變出若干個版本：皆大歡喜版、悲情磨難版、魔幻超越版等等。那時候湉湉

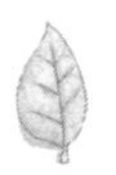
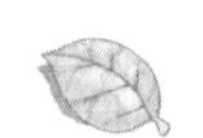

才兩歲光景，正是對各種故事無比著迷的年齡。「醜媽媽」既滿足了她的想像力，又培養了她的同情心，還成為她依戀媽媽的一個載體，一時間理所當然成了湉湉最最喜歡的玩具。

大人們總以為，孩子喜歡一個玩具，是因為它足夠新奇足、夠漂亮。「醜媽媽」粗笨樸拙缺乏功能，基本不符合孩子們的審美觀，尤其可能不受養尊處優的城裡孩子重視。眼見女兒進出都抱著「醜媽媽」，湉湉媽暗自竊喜，以為一定是那個煽情故事起了作用。殊不知湉湉喜歡「醜媽媽」有很多理由，而其中最重要的一個理由，是因為「醜媽媽」身上有濃濃的「媽媽味」！

什麼是「媽媽味」？你要拿這個問題問湉湉，那她的回答一定會讓你摸不著頭腦。「人有人味，貓有貓味，世界上每樣東西都有自己獨一無二的氣味呀！」湉湉每每這樣回答完了，都很奇怪為什麼大人連這麼簡單的事都不明白？

爺爺什麼味道？爺爺天天抽煙，他身上的氣息被香煙侵蝕了，老遠就聞到一股濃濃的煙味，再沒有別的。奶奶什麼味道？奶奶喜歡泡在廚房，而且進進出出就一件衣服，她的身上再怎麼洗都有一股菜味。爸爸什麼味道？爸爸好出汗。半天不到，已聞得出淡淡的汗味，若一天不洗換，那非得釀成嚴重事故不可。只有媽媽的味道最好！媽媽的味道有點甜，有點奶，有點糯，有點香……湉湉一聞到這味道，就似乎被媽媽的愛包圍了。

湉湉媽注意到，嬰兒期的湉湉已表現出對氣味的敏感。小湉湉一度特別黏媽媽，晚上睡覺非得媽媽在旁邊陪著。可有時候媽媽要趕稿件睡不下來呀，小湉湉不管這些，眼睛雖然早已睏得睜不開了，意識還在不依不饒。

後來，媽媽找到一個金蟬脫殼的辦法：讓奶奶穿上媽媽的睡衣假扮媽媽。你還別說，半夢半醒的小湉湉只要聞到睡衣上的「媽媽味」，還真以為陪伴她的就是媽媽，立馬就能安穩熟睡。你說這事奇不奇？

你要問湉湉：「媽媽味在哪裡？」湉湉會告訴你，「媽媽味」在媽媽身上，在媽媽的衣服上，在媽媽使用的物品上。

越是媽媽喜歡的衣服，越是媽媽常用的東西，它們就越富含著濃郁的「媽媽味」。當然，剛剛洗過的衣物聞不出「媽媽味」，它們會有洗衣精薰衣草、玉蘭花、玫瑰花的

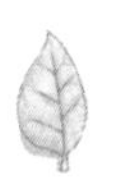

味道，或者還有陽光曝曬的味道。「媽媽味」非得與媽媽肌膚相親後，才會像精油薰香似地慢慢滲透揮發出來。

「醜媽媽」身上有「媽媽味」嗎？當然有啊。「醜媽媽」不僅是用湉湉媽的舊衣物做成的，還是湉湉媽一針一線親手縫製的，並且還長年累月陪伴著湉湉和媽媽——就憑這三點，它身上的「媽媽味」能不濃嗎？

如今，家裡屬於媽媽的東西幾乎找不到了。除了「醜媽媽」，湉湉再也不能從哪件物品上感受到媽媽的氣息，更不用說回憶起那些有趣的故事和美妙的時光。這讓湉湉越發珍愛「醜媽媽」，她把「醜媽媽」放在枕邊，誰也不許碰一指頭。

奶奶見「醜媽媽」有些髒，曾自作主張將它扔進了洗衣機。湉湉發現了，氣得要跟奶奶拚命！幸虧搶救及時，「醜媽媽」才免遭清洗。從那以後，奶奶再也不敢打「醜媽媽」的主意了。

氣息的確個神奇的東東，它不僅能讓湉湉準確找到媽媽，還能讓她與自己相似的那類人越走越近。在全班四十名同學中，湉湉很快發現，那個叫金一諾的小姑娘和自己一樣，她也在想媽媽。一諾本來對自己的家事守口如瓶，可當湉湉給她看了寫給媽媽的書信集，一諾決定開口。

「我爸媽離婚了，我歸爸爸撫養。」一諾幽幽地道。

「離婚？離婚就是你沒媽媽了嗎？」湉湉睜大了眼睛，她頭一次聽說世界上還有「離婚」這回事。

「媽媽被爸爸趕走了，爸爸不讓我和媽媽見面，他說媽媽是個壞女人。」一諾歎息道。

「那你覺得你媽媽是個壞女人嗎？」湉湉根本不懂「壞女人」是什麼涵義。

「當然不是！我媽媽人很好！她長得很好看，平時特別特別疼我！」一諾搶白道。

「那就只能怪你爸爸了。他太不講道理，哪有不給孩子見媽媽的？」湉湉氣憤道。

「唉，爸爸對我也挺好的，他大概也有他的難處吧！我爸爸現在經常喝酒……」一諾說不下去了。

湉湉不再勸解，她似懂非懂地點點頭，私下想：和一諾相比，我是多麼幸運啊！我媽媽出差，早晚總要回來的。不像一諾，有媽媽也不能見面！太慘了！

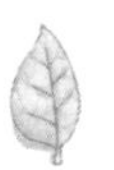

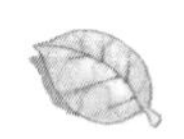

湉湉同情地握住一諾的手，她們一下子不再孤獨。對媽媽的思念讓她們結成共同體，以後她們可以一起想媽媽了。

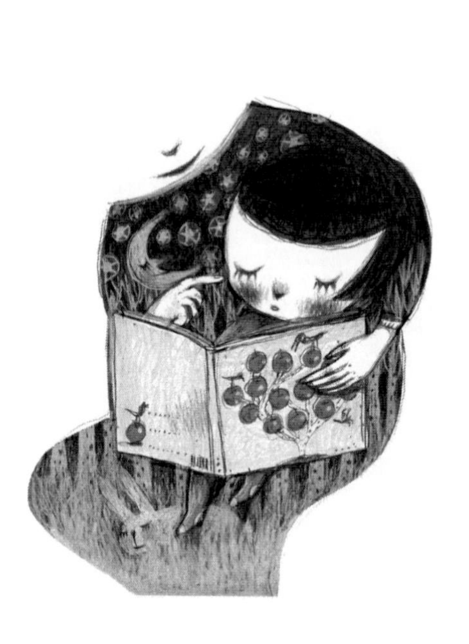

7爸爸在變

湉湉與一諾成了好朋友。她們相約著早上一起到學校，白天在學校形影不離不說，下午放學還經常在一起玩。湉湉將自己最心愛的一本本子送給一諾，讓一諾也給媽媽寫信，等哪天見到媽媽時送她當禮物。

一諾眼睛一亮，可又迅速黯淡下來：「不行。要是被我爸發現，他肯定會打我的，我爸打人可疼了。」

湉湉叫起來：「啊！你爸會打人啊？我爸從來不對我兇，更別說打啦！」

一諾歎息道：「唉，我爸平時還好，可一喝醉酒就像換了個人。上次醉酒回家，他警告我堅決不准想媽媽，要是被他發現什麼跡象，就打斷我的腿！」

湉湉嚇得直吐舌頭。

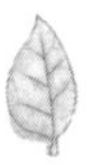
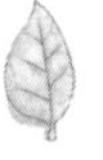
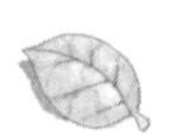

一諾告訴湉湉，爸爸以前老在外面忙，天黑也不回家，媽媽為這個老跟他吵架。媽媽罵爸爸外面有「小三」、有「二奶」，爸爸又反罵媽媽「紅杏出牆」，是個不安分的「狐狸精」。兩人從吵架升級為打架，媽媽打不過爸爸，經常臉上開花。媽媽有好幾次撥打一一〇，鬧得警察叔叔上門好幾次，後來都認識這家人了。

一諾那時候還小，只知道膽戰心驚地躲地牆角哭泣，傻愣愣地看著父母互相撕扯、叫嚷，像兩頭瘋狂的野獸。一諾回憶說：「那時候好擔心他們一不小心會把對方打死呀！你不知道，他們的眼睛血紅血紅的，像要吃人似的！」

後來，父母終於勞燕分飛各奔東西了。媽媽因經濟能力欠缺，不僅沒爭到一諾的撫養權，還被爸爸淨身趕出了家門。一諾永遠忘不了與媽媽分別時的情景：媽媽流著淚將一諾摟在懷裡，她說她要離開這個傷心的城市，等生活安定了再來接一諾……

那一天是世界末日。

從那以後，一諾的眼裡不再有色彩，心裡不再有歡笑。

媽媽一走就是三年。這三年一諾連媽媽的一個電話也沒有接到。不過一諾仍然堅信，媽媽總有一天會來接她。是的，媽媽向來不說空話，她給女兒起名「一諾」，就是希望女兒重情守義，能一諾千金。可是，媽媽什麼時候才能回來？要是媽媽回來，爸爸不准一諾跟媽媽走該怎麼辦？

一諾特別強調了爸爸離婚後的變化：除了酗酒，他還不回家了。常常十天半月不見影子，他把一諾整個扔給了保姆和姑姑。保姆只管照顧一諾的飲食起居，別的一句話也不多說。姑姑呢，隔三差五過來看看一諾，問問一諾缺啥少啥，也就算盡到責任了。就這樣，一諾學會了沉默，她慢慢變得很少開口說話。

一諾爸爸的婚姻雖然觸礁了，生意卻做得格外順風順水。每次回家，他都會很大方地塞給一諾不少錢，囑咐一諾「想買什麼就買什麼」。他也過問一諾的學習和生活，可只要發現一諾分數考得不理想，立刻變臉咆哮，不問青紅皂白劈頭就打。一諾情願不要這麼多零花錢，情願爸爸能有更多時間陪陪自己，像湉湉爸一樣。每每聽湉湉說起和爸爸一起玩輪滑、騎自行車的事情，一諾都羨慕得不行。

「唉，世界上有那麼多爸爸，為什麼爸爸和爸爸會那麼不一樣呢？」

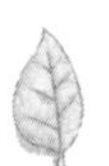
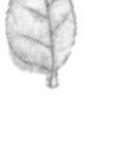

一諾一聲長歎。連風兒似乎也變得傷感多情起來，你看它繾綣在兩個孩子身邊，一會兒摩挲她們的臉龐，一會兒撫弄她們的髮絲，一會兒還在她們的耳邊呢喃私語、輕聲慰藉……只是孩子們一時半會兒還意識不到它的存在。

湉湉回答不了一諾的問題，但她很高興一諾終於敞開了心扉，讓心底的細流從堅冰的縫隙裡滲透出來。

開學這麼長時間，一諾跟誰講過這麼多話？沒有，一個都沒有！一諾一天到晚面無表情、冷若冰霜，不少同學背後都叫她「冰箱」呢。現在，一諾能把內心深處的祕密毫無隱瞞地告訴湉湉，這是對湉湉多大的信任啊！湉湉立馬覺得自己重要起來，她為自己享有一種特權而自豪。這可是獨一無二的特權，一諾真是太夠朋友了！

一諾的故事聽得湉湉一愣一愣的。湉湉被全家人寵慣了，不管爺爺奶奶、姑姑阿姨還是爸爸媽媽，家裡人都以她湉湉為中心，總是想方設法照顧她的感受，滿足她的需求。所以，湉湉想當然地以為，天下孩子都跟她一樣幸福，天下大人都跟她父母一樣可愛。難怪奶奶老是嘀咕：「你們這些小孩子，都是生在福中不知福！哪天叫你們吃了上頓沒下頓就懂事了！」湉湉現在回過味來了：敢情這「福」是比較出來的。

晚上回到家，湉湉捧著照片，把一諾的故事一五一十全說給了媽媽。

「媽媽，一諾真是好可憐啊！一個孩子沒有媽媽怎麼行，再說還有那麼一個嚇人的爸爸！她那個爸爸，我見過的，長得真是……怎麼說呢？挺粗的吧。幸虧我沒有生在他們家哦，不然我肯定會哭死的！唉，要是能把一諾接咱們家來該多好啊，這樣我也有伴了。媽媽，等你回來，你就再認一個女兒吧！好媽媽，一諾長了一雙大眼睛，說話輕聲細語，可討人喜歡啦。對了，明天我把媽媽照片帶學校去，讓媽媽和一諾認識認識吧，抱抱！」

「媽媽，我對一諾說：『你爸爸越變越差，我爸爸倒是越變越好了！』媽媽你別笑，真的哎。你看，以前我爸爸也不管家是不是？以前他也很少在家吃飯吧？以前不管做什麼事，都是媽媽你陪著我，爸爸連幼稚園的門開在哪兒都不知道。現在呢，現在爸爸天天在家，什麼事都過問！喏，你看他每天早上送我上學，每天晚上回家吃飯，平

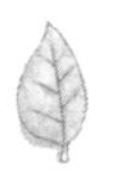

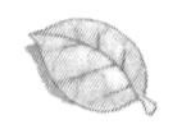

時沒事還經常和我一起玩遊戲。嘖嘖嘖，我看爸爸簡直像是換了個人！媽媽，是你讓爸爸把原來那個忙碌的工作給辭掉的嗎？啊呀呀，我的好媽媽，你真是做得太對了！抱抱！」

還真是的，越是和一諾爸爸比較，湉湉越是發現自己爸爸的變化驚人。

首先，當然是他陪伴家人的時間比以前多得多了，這是有目共睹的「第一大變化」。由於該話題前面已經涉及過，這裡就不再繼續展開。

再說其次的「第二大變化」。這「第二大變化」嘛，湉湉是覺得爸爸對自己更加百依百順了。以前爸爸也不會拒絕湉湉，但那時候家裡的事大抵由媽媽作主，湉湉看中了什麼玩具，要是媽媽不鬆口，那是不論求誰都沒有用的。所以，那時候爸爸的態度基本無足輕重，湉湉壓根也不會繞過媽媽向他求助。

現在不同了，現在湉湉想去看玩具就直接跟爸爸建議。爸爸總是爽快地點頭答應，從來沒有拖泥帶水過。只不過在進商場前，爸爸會跟湉湉小小商量一把：「只能買一樣哦，而且必須是最喜歡、最值得收藏的一樣。」湉湉哪裡會說一個「不」字？結果自然是皆大歡喜，湉湉沒有一次是空手而歸的，家裡的玩具因此迅速膨脹起來。你看，這個爸就好成這樣！好得讓湉湉反而不好意思頻繁開口，因為連她也意識到，爸爸太遷就自己了！

說到遷就，不能不提及課外班的事。以前媽媽給湉湉報了許多班，什麼才藝班、拓展班、提高班、特長班……害得湉湉整個閒不下來，雙休日也得不停地奔波在外面。媽媽生病後，再也沒有精力陪湉湉上那麼多課，慢慢只剩下鋼琴、英語和書法還在堅持著。幼稚園畢業的那個暑假，湉湉在老家過了近兩個月，把所有課程全丟在了腦後。老師不見學生露面，紛紛打來電話。爸爸只得抱歉再三，與老師一一商定秋天續學。

到了上鋼琴課的日子，爸爸開車送湉湉到老師家去。見湉湉垂頭喪氣打不起精神，爸爸以為女兒是因為落課太多害怕被老師責罵，還特意鼓勵湉湉：「放心吧，爸爸已經跟老師打過招呼，老師知道湉湉最近沒練琴，會原諒湉湉的。湉湉不練琴責任在爸爸，不在湉湉。」

可爸爸的話一點不起作用，湉湉只顧低頭不語，眼裡還漸漸泛起了淚花。爸爸專

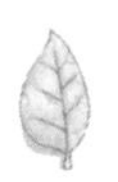
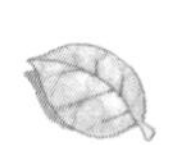

注開車，起初並沒注意到湉湉的情緒。老師的家越來越近，湉湉的眼淚也越來越失去控制。等爸爸終於發現問題時，湉湉胸前的衣服已濕了一片。爸爸嚇得趕緊把車停到路邊。

「寶貝兒怎麼了？身體不舒服嗎？告訴爸爸！」爸爸擦拭著湉湉的眼淚關切地問。

湉湉搖頭不語，仍舊嘩啦嘩啦地只顧哭。

爸爸只能亂猜了：「呃，早上沒睡成懶覺？為這個怪爸爸？」

湉湉一個勁地直搖頭，同時吸吸鼻子。

爸爸使勁想了想：「那是……為了鋼琴課？不想上課嗎？」

湉湉猶豫了一下，狠狠點了點頭。

爸爸沉默了，但只沉默了一小會兒，他便爽快地道：「嗯，寶貝兒當真不喜歡學鋼琴嗎？當真不喜歡咱就不學了，爸現在就給老師打電話，咱馬上掉頭回家！」

湉湉不敢相信自己的耳朵，眼淚立刻就住了，睜大眼瞪著爸爸說不出話來。愣了半晌，才忽然跳起來抱住爸爸直親道：

「謝謝爸爸！謝謝爸爸！湉湉不喜歡彈鋼琴，記不住那些小蝌蚪，還老按錯琴鍵。

可媽媽非說女孩子要有藝術修養，不能不學鋼琴！媽媽自己也是女孩子，我看她沒學鋼琴，藝術修養不也很好嗎？」

靜了兩日，爸爸與湉湉認真討論了課外班的事。什麼課還想繼續上？什麼課再也不想學了？爸爸讓湉湉自己作主，保證不趕鴨子上架。

爸爸說：「學習應該是很快樂很快樂的。爸爸還記得小時候數學題做不出來，為此冥思苦想，害得飯也吃不香、覺也睡不沉。後來終於做出來了，那份得意和開心啊，真是沒有什麼能比得上！寶貝兒，學習不僅能讓我們掌握技能，更能讓我們獲得價值，它本質上是一個幫助我們爭取自由、贏得尊嚴的過程。」

這話其實湉湉很難準確把握，她卻好像深解其意似地頻頻點頭：「嗯，媽媽也說過類似的話。別人看她業餘時間還要讀書寫作，好像苦得不行，他們哪裡知道，做自己喜歡的事是最最幸福的！媽媽說她從十幾歲開始學習寫作，學到現在也沒厭倦過，還越學越有勁呢。不過爸爸你瞧哦，你們倆一個喜歡寫文章，一個喜歡做題目，為什麼湉湉是你們生的，湉湉卻既不喜歡寫文章，又不喜歡做題目呢？你們到底是怎麼做到的？」

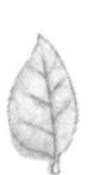
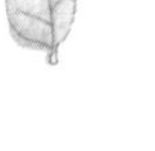

爸爸哈哈大笑，他拍拍湉湉的肩膀逗樂道：「湉湉怎麼記得住那麼多芭比的呢？真的很神奇耶，湉湉到底是怎麼做到的？哈哈，俗話說『興趣是最好的老師』，是不是這樣呢？」

湉湉也笑了，笑得呵呵的。

與此同時，她的小腦瓜飛速旋轉：英語，書法，到底該停哪門課呢？要是都放棄了，媽媽回來可怎麼交代啊？不管了，反正有爸爸頂著呢。

沒了課外班，湉湉的壓力頓時煙消雲散。星期六的早晨，她可以美美地躺在床上睡到自然醒。起床後，花個把小時做完作業，剩下來的美好時光就任憑她揮霍了：和貓咪們玩上一陣子，趴飄床上望望風景，聽聽音樂、唱唱歌，翻翻小說、畫畫畫。家裡待得無趣了，再下樓鍛鍊鍛鍊身體，順便看看狗兒打架、小夥伴做遊戲……

看湉湉一連幾個星期東遊西蕩無所事事，奶奶漸漸地有些坐臥不安了。她把爸爸叫到裡屋，小心翼翼地關上門，鄭重其事地提醒爸爸：「你可別耽誤了孩子的前程啊！」

爸爸丈二和尚摸不著頭腦：「我怎麼了我？」

奶奶憤憤不平：「湉湉媽過去管得太嚴，給孩子報了太多課外班，累得孩子喘不過氣來。說實話，管成那樣我也不贊成，孩子都被管呆了！可你倒好，你一下子把她的課全停了，閒得她整天沒個正形，這怎麼得了？」

爸爸笑了：「媽，您放心吧，孩子的成長不是一天兩天的。我小時候什麼課外班沒上，放學回來還要幫家裡打豬草、撿野菜，後來不照樣成績優異考上大學？」

奶奶不以為然地揮揮手：「湉湉媽說，現在的社會環境跟你們當年不一樣了，大家都在額外上課，都不想讓孩子輸在起跑線上。兒啊，你媽當年要是有條件，也情願花錢送你多上一些課外班！可當年不是沒辦法嘛，家裡窮成那樣，能吃飽飯就不錯了！你可別拿湉湉跟你當年相比哦，告訴你：比不得！這點你要好好向湉湉媽學學！」

爸爸樂不可支：「媽！我是湉湉爸爸，自己也是個老師。什麼對孩子好，什麼對孩子不好，我心裡比誰都清楚！您就放寬心吧！我謝謝您啦！」

又過了幾星期，正當湉湉對平淡的課餘生活感到乏味時，爸爸邀請她外出遊玩了。

爸爸帶她去了植物園，說今天有一個有意思的親子活動。在植物園門口，他們與幾

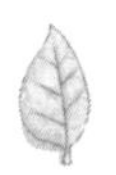
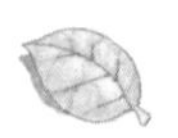

個家庭集合，然後由一位長頭髮的鄭阿姨接進了園裡。鄭阿姨是位植物學家，就在植物園工作，爸爸說她大概能認識天底下所有的植物。

湉湉正待吐舌頭，旁邊一個小男孩聞言得意地誇讚道：「我媽媽還會用植物治病呢。上次我淋雨感冒了，我媽媽用一種植物燒了一碗湯給我喝，我睡了一覺就全好了！」原來，這個小男孩是鄭阿姨的兒子淘淘，他比湉湉小兩歲呢。

植物園太大了，光一個熱帶植物館就轉了兩個多小時。鄭阿姨帶大家認識了許多植物，湉湉第一次知道，香蕉和火龍果是掛在樹上的，生產輪胎的橡膠是從樹上割下來的……出了熱帶植物館，鄭阿姨安排大家在一處開闊的草地上休息。

小朋友被組織起來玩遊戲，鄭阿姨給他們十分鐘時間，讓他們四下裡尋找自己最喜歡的樹葉。十分鐘後，小朋友們紛紛向鄭阿姨展示自己的成果。形形色色的樹葉滙集到一起，小朋友驚訝地發現：橢圓的，長方的，梯形的，八角的；綠色的，紅色的，黃色的，褐色的；肥厚的，枯乾的，瑩潤的，粗糙的——敢情小小一枚樹葉竟有如此豐富的形態，平時怎麼都沒注意到呢？

一聲令下，所有人都躺倒在草地上。

好些孩子第一次體會在草地上撒野的感覺，興奮得尖聲直叫，不管不顧地打滾嬉戲，弄得頭上身上滿是草渣。湉湉看他們的瘋樣覺得好笑，她不與他們胡鬧，只管自己文靜地趴著，先嗅一口草地和泥土的氣息，再學爸爸的樣兒，頭枕雙臂仰面朝天。

天空時而很低、時而很高，陽光暖暖地曬在身上，湉湉迷迷糊糊，幾乎就要睡去了。這時，只聽鄭阿姨拍拍巴掌，陸續發出新的指令：

「請大家閉上眼睛，摸一摸樹葉的紋理，然後自己在心裡默默描述它。」

「請大家靜下心來，聽一聽風吹不同的植物，是否會發出不同的聲音？」

「世上沒有兩片同樣的樹葉，世上沒有兩棵同樣的植物。就像我們每個人，你和我，他和她，我們都是獨一無二的。請大家尊重這樣的生命奇蹟，尊重每一片樹葉。」

最後，鄭阿姨又請大家拿出準備好的白紙、剪刀和膠棒，小手大手一起協作，用樹葉黏貼一幅藝術作品。湉湉和爸爸設計了一大一小兩隻貓，用梧桐葉剪出誇張的貓頭，用松針貼出毛茸茸的貓身，再用紅紅的槭樹葉做了頸上的裝飾。熱熱鬧鬧一番，各家的作品相繼完成，畫家李叔叔分別做了點評。大家在附近的農家樂聚餐後，歡歡喜喜地散去。

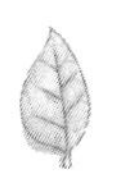
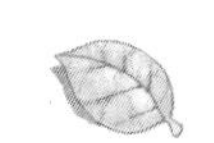

在回家的路上，爸爸告訴湉湉今天這個團隊挺特殊的，大家並不互相熟識，他們有的是自己的朋友，有的則是朋友的朋友、朋友的親戚。因為孩子年紀相當，家長想法接近，大家才從網上走到了網下。家長們準備發揮各自專長，定期組織各種親子活動，努力讓孩子們的業餘生活更豐富有趣一點。

「下一站準備去博物館，由一位考古學家負責接待。再下一站會去蝴蝶園，看蝴蝶是如何從蛹變成蝶的——怎麼樣，期待嗎？」

「哦，耶！不過，能帶上一諾嗎？」

「當然可以。」

可惜一諾出不來，她爸爸罵她：成績這麼差還有臉出去玩？一諾只好去上補習班。湉湉獨自享受了這份快樂，她不好意思跟一諾過多提起，怕徒增一諾的煩惱。後來，湉湉和爸爸還參加了趣味運動會、自辦跳蚤市場、製作動物標本、尋寶探險等等，她和許多小朋友交上了朋友，

最難忘的是那次參觀動物收容所。這家收容所名叫「寶貝別怕」，是一位特別有愛

心的大姐姐創辦的。大姐姐自己特別喜歡貓貓狗狗，視每隻小傢伙為寶貝。可是，她發現有許多貓狗被人遺棄街頭，飢一頓飽一頓的十分淒慘。牠們有的生病了，有的殘疾了，有的被人剝皮做菜了……牠們天真地對人搖尾乞憐，可得到的往往不是欺騙就是唾棄。

大姐姐心痛不已，決定收養這些無家可歸的小寶貝，幫助牠們恢復動物的尊嚴。一開始，大姐姐只是一個人單槍匹馬地做這些事。後來，隨著收養的動物越來越多，大姐姐不得不把工作辭了，並動用多年的積蓄在郊外租下一個農場。經過大姐姐的不懈努力，社會對流浪動物收養工作有了更深的理解和認同，大姐姐慢慢得到一些資助，還吸引了一批志同道合的愛心人士志願服務。

在動物收容所，湉湉聽到許多動人的故事。

比如有隻叫「麵包」的京巴狗，牠左眼失明，右前腿也短了一截。牠與主人同車遇難，主人一家全部身亡，牠卻意外倖存。「麵包」剛被送來時，身體極度虛弱，是大姐姐他們二十四小時不間斷照顧，才使牠脫離了死神的糾纏。「麵包」身體康復後，情緒

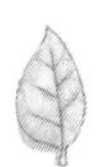
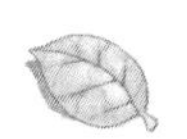

仍持續低谷。大姐姐他們又以極大的耐心和愛心，說服牠慢慢走出心理陰影。

有隻叫「聽話」的牧羊犬，主人搬進豪宅，把牠遺棄在已經出售的舊房子裡。好心人想收養牠，牠還不肯配合，人一來牠就跑開，人一走牠又回到舊房子裡守著，還動不動就嗚嗚咽咽的，好像在哭泣著呼喚主人。好心人最後只得把「聽話」送到大姐姐這兒來。大姐姐發現「聽話」年紀已經很大了，主人大概是不想為牠養老送終，才對牠不管不顧的。

大姐姐一邊講故事一邊歎息，她懇求大家：「養寵物可不能憑一時興趣啊，貓貓狗狗思維單純，牠也許不是你的唯一，你卻絕對是牠的唯一，牠是如此地依賴你！」

要不是顧忌家裡已經有了幾隻貓，湉湉恨不得再收養幾隻流浪貓狗。「等自己大些，就來給大姐姐當志願者吧。」湉湉這麼想著，臨走前請求爸爸代她捐了兩百塊錢。

回家路上，湉湉急急地與爸爸商量：「花花的四隻小貓已經滿月了，我想全留在家裡養著，可奶奶堅決不答應。爸爸你還能勸奶奶向大姐姐學習學習，對動物多點愛心不好嗎？」

爸爸笑道：「要不是奶奶費心，花花還回不來呢。寶貝兒，向大姐姐學習當然沒錯，可咱們能像大姐姐那樣把救助動物當事業做嗎？大姐姐不是說了嘛，養寵物就要對寵物負責。假如我們不把小貓送出去，將來牠們長大了，你覺得我們能照顧好牠們一家五口嗎？」

湉湉想像五隻大貓在家裡竄上跳下的情景，著實也有些擔心，到那時奶奶沒準真會把牠們扔出去吧！

「爸爸有個主意，咱留一隻小貓陪伴花花，再給另外的貓找三個好主人。這三個主人由你拍板，必須是你認識的真正愛貓的人。以後你可以跟蹤他們，誰養得不好就剝奪他們的撫養權。至於花花嘛，我看這絕育手術是非做不可了！」

湉湉欣然接受了爸爸的建議。三隻小貓的去處很快有了著落，一諾說服爸爸養了一隻黃貓，社區門衛要了一隻三花的，與奶奶熟悉的鄰居要了一隻黑白的。三隻貓有兩隻還生活在社區，另一隻歸好朋友撫養，自己留了一隻公貓叫「點點」，湉湉對這個結果十分滿意。

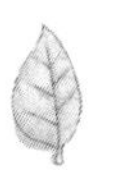

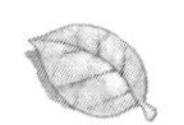

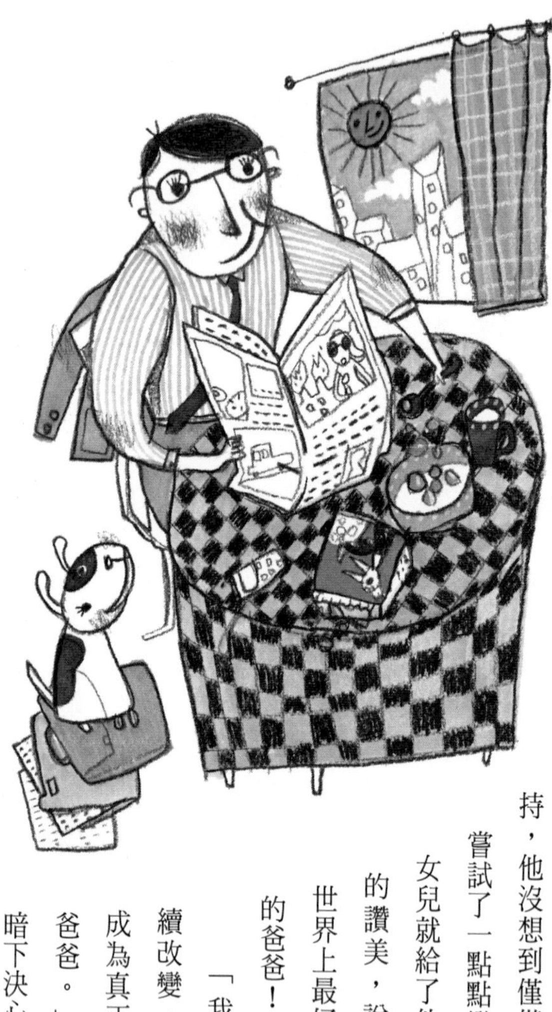

爸爸的生日到了，湉湉精心製作了一張賀卡，晚上躡手躡腳塞進爸爸的門縫。爸爸看到這張卡片激動得不能自持，他沒想到僅僅努力嘗試了一點點變化，女兒就給了他最大的讚美，說他是世界上最好最好的爸爸！

「我要繼續改變，努力成為真正的好爸爸。」爸爸暗下決心。

8 泡泡破了

春天到了，一年一度的校藝術節拉開了帷幕。

今年藝術節的重頭戲是首屆書畫設計大賽，大賽要求同學們以「愛」為主題大膽創作，兒童畫、書法作品、手工製作等皆無不可。

鮮亮的海報在校園裡甫一亮相，就引來孩子們的駐足圍觀：哇，獲獎者將在兒童節慶典上受到校長的表彰！優秀作品不僅會在學校櫥窗裡展示，還會被校史館永久收藏！甚至還有公開發表、出版，在社會上贏得更大反響的機會！

「同學們，該出手時就出手，盡情秀出自己的才華吧！沒準二十年、三十年後，你就是梵谷，你就是畢卡索，我們都將以你為榮！」

美術老師正是大賽的策畫人，她衷心希望所有孩子都能親近藝術，都能挖掘出自己

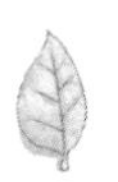

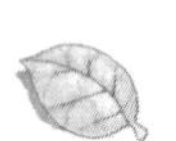

的藝術潛質。在發表了熱情洋溢的動員演講之後，美術老師把殷切的目光投向同學。

你說奇也不奇？別看有人坐在牆角，有人窩在門邊，可經老師這麼一掃視，人人竟都覺得老師這話是衝自己說的，唯有自己受到老師特殊重視似的。於是，孩子們一個接一個挺直了腰桿，以此表示不辜負老師的期望。

美術老師經驗豐富，她知道要想調動小孩子的積極性，最好的辦法還是直接獎勵。為此，她自掏腰包買了一堆新奇漂亮的小文具。聽憑大家七嘴八舌地鬧騰了一會兒，美術老師拍掌表示肅靜，同時亮出了她的利器。

「同學們，這是老師自己為大家準備的獎品。老師希望咱班先來一次海選，推選出優秀作品代表咱班參賽怎麼樣？小組優勝者可獲一塊橡皮，班級優勝者再加一支鉛筆，年級獲勝者除了橡皮、鉛筆，還有老師親手繪製的小獎狀哦。」

「好誒！好誒！」孩子們高興得把小手都拍紅了

湉湉也腦筋直轉，恨不得立刻捧出精品佳作。

一下課，湉湉就跟一諾商量：「諾諾，你準備怎麼參加比賽呀？我準備給媽媽畫一幅畫，整張紙上全是愛心，用粉色卡紙、螢光筆，再加上亮片、蕾絲，我都想好了！」

一諾搖搖頭：「我不想參加，我不喜歡這個主題。」

湉湉趕緊勸解：「別啊，這個主題挺好的呀！你可以愛人，還可以愛動物、愛自然……想愛什麼都行。對了，我還想畫貓呢，你說我到底畫什麼好？」

一諾乜斜著眼睛奚落道：「那你就畫兩幅吧，一幅全是愛心，一幅全是貓頭。」

湉湉不以為忤，接茬笑道：「好啊，我就畫兩幅好啦！不過，你得陪著我哦，不許放棄。老師說了，這學期的美術課成績就是它了！」

一諾想了想道：「那我就寫幅字吧，好歹交差完事。比什麼賽呀，我最煩這個！」

湉湉眼珠一轉計上心來：「有了！你就寫『誰言寸草心，報得三春暉』，這個多對主題！你還別說，你那魏碑的功力，十有八九能獲獎的！到時咱倆一起登臺領獎，多擺啊！」

一諾被湉湉的表情逗樂了：「唉，我真服了你，一個比賽就開心成這樣！」

屈指算來，湉湉學畫也有兩三年工夫了。還在幼稚園中班時，媽媽就給她報了美

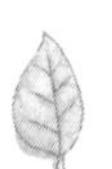

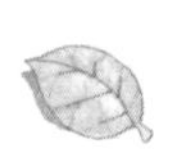

術班。不過，那時候學畫似乎有些心不在焉，反正老師讓畫什麼就畫什麼唄，把畫紙填滿、顏色塗勻老師就會表揚。

真正發現自己喜歡畫畫，好像也就是最近的事。有一次，爸爸帶湉湉參加在民俗博物館舉辦的親子活動。有位小朋友的爺爺是剪紙技藝傳承人，在民俗博物館有自己的工作室。湉湉一見這位爺爺就喜歡上了，因為老人家留了一縷灰白色的山羊鬍，架著一副玳瑁色圓框眼鏡，怎麼看怎麼像老頑童的模樣。

只見老人家隨手拿起一張紙片、一把剪刀，「咔嚓嚓」三兩下，貓狗鼠兔便活靈活現誕生手下。這還不算神的，更神的是老人家能給人剪肖像！剪誰像誰，不帶走眼的！他給湉湉剪了一幀小照，翹鼻子，圓臉龐，湉湉真是愛不釋手啊！

湉湉對剪紙爺爺佩服得不行，可剪紙爺爺卻說小朋友才是他最最尊敬的老師，他恨不得一見小朋友就拜。大家聽了哈哈大笑，以為老人家又開玩笑，當不得真。即將告別，卻見剪紙爺爺笑嘻嘻地捧出一本非常高檔的宣紙冊頁，非要請所有小朋友都留下「墨寶」。

「啥叫『墨寶』啊？」有孩子插了一句嘴，湉湉也正為這詞犯嘀咕。

「嗨，不就是寫字嘛！我們的字算啥『墨寶』啊！」有懂的孩子補充道。

剪紙爺爺回答：「但凡你們留下的墨蹟，都是我的寶貝，所以叫『墨寶』。」

小朋友們叫嚷起來，紛紛表示：「我們不會寫不會畫呀，別為難我們啦。」大人們也勸剪紙爺爺，不要白白糟蹋了這麼好的冊子，這兒可沒有神童小畫家！

剪紙爺爺笑道：「這是老朽我專為小朋友準備的一方淨土，大朋友不能染指，平時老朽也祕不示人。怎麼樣，請小朋友們賞臉隨便留點什麼吧？這是老朽我要的回報哦！」

見剪紙爺爺再三懇求，湉湉覺得不能不給老人家一個面子，也不能不對當天的活動做個交代。於是，湉湉大著膽子挺身而出，在冊頁上用鉛筆畫了一隻「芭蕾貓」。

湉湉的「芭蕾貓」是一隻造型誇張的卡通貓，她睫毛長長的，眼睛閃閃的，長得相當嫵媚漂亮。湉湉喜歡往「隆重」、「時尚」裡打扮她，總是讓她戴著長長的耳環，掛著厚重的項鍊，身上的芭蕾裙花紋繁複、款式經典，最後還要踮起腳尖，擺出難度超常的芭蕾動作——反正人做不到的，「芭蕾貓」肯定做得到，必須做得到，而且還要做得

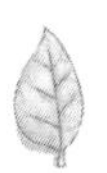

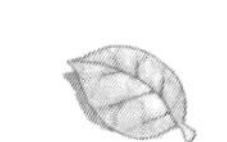

輕鬆優雅、妖嬈可人，湉湉一直這麼著強貓所難慣了！

湉湉本來也就是隨手塗鴉畫著好玩，沒想到才丟筆，剪紙爺爺已大呼小叫起來：「好！真是太好了！我多年不見這麼精彩的作品了！」

剪紙爺爺一把摟住湉湉，對著她端詳來端詳去，連山羊鬍子都充滿了笑意。忽然，他靈光一閃，有了個絕妙的創意：「丫頭，咱爺倆合作吧！你畫，我剪，沒準過段時間咱能整出個『貓展』來！」

湉湉還沒回過神來，剪紙爺爺已打開抽屜取出一冊自製的本子：「丫頭，拿著爺爺送的畫本好好畫。你就畫貓，畫各種各樣的貓，你家的貓，外面的貓，你想像中的貓……什麼貓都行！以後要說畫貓，沒人畫得過你！」

「爺爺，我也會畫，我會畫花！」

「爺爺，我會畫小雞！」

「我會畫猴子！」

……

旁邊的小朋友眼紅得撐不住了，早已自告奮勇舉起了小手。剪紙爺爺來者不拒，笑眯眯地請他們一個接一個地在冊頁上留「墨寶」。

不過，剪紙爺爺可沒給所有人都送畫本哦，湉湉享受了這獨一無二的殊榮！而且，剪紙爺爺雖然也都點評了他們的作品，但評價那麼高並且還邀請與他共同創作的，也只有湉湉一人！剪紙爺爺說了，他的大門將永遠向湉湉敞開！

也就是從那天起，湉湉一下子愛上了畫畫。

後來她才知道，剪紙爺爺並不只是會剪紙，他還會畫畫，還會彈琴，還會繩結，還會書法……剪紙爺爺說，繪畫是一切造型藝術的基礎，而音樂則是一切藝術的靈魂。剪紙爺爺說，熱愛藝術的人是有福的，因為他能感受得到生活的美，他的生命也會因藝術的介入，而變得更豐富、更可愛。

爸爸告訴湉湉，剪紙爺爺是位德高望重的民間藝術大師，國家級非物質文化傳承人。但湉湉在剪紙爺爺身上，連一點「大人物」的影子都看不到。他整天嘻嘻哈哈玩笑不斷，你就是捉弄他，他也從不生氣。湉湉曾經調皮，把他的山羊鬍子編成了辮子，他

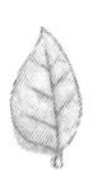

仍然對客人連聲誇獎：「瞧，多有創意啊！」倒是自己那鄉村教師出身的嫡親爺爺，架子十足，永遠一副凜然不可侵犯的樣子。湉湉有時候對比這倆老頭，真覺得有趣！

有件事，湉湉一想起來就忍不住要笑，剪紙爺爺居然稱呼她「ㄚ頭老師」！他老說自己沒本事教湉湉，而湉湉教給他的，卻讓他受用不盡。剪紙爺爺特別喜歡聽湉湉講「貓國」的故事：湉湉說世界上除了人的國度，還有貓的國度，甚至可能還有一座貓的星球；湉湉說在這個貓的國度、貓的星球，貓咪們都穿著漂亮的衣服，過著比人要舒服得多的生活；湉湉說貓咪們聰明善良、幽默豁達，具備一切美好的品質，因為牠們本來就是地球上最善良的那群人托生而成的……

剪紙爺爺總是一邊聽，一邊感動地回應：「哦，原來是這樣的啊！ㄚ頭老師，你不說我還真不知道，太謝謝你了！講得好！講得好啊！」

剪紙爺爺沒教湉湉什麼繪畫技能，但在他的引導和幫助下，湉湉的確發自內心地愛上了美術、愛上了藝術。

所以，湉湉興致勃勃參加了校藝術節的許多活動，包括這首屆書畫設計大賽，她覺得樂在其中。一諾沒打成退堂鼓，在湉湉的「軟硬兼施」下，一諾被迫遞交了一幅書法作品《誰言寸草心，報得三春暉》。一諾學書法也是爸爸逼迫的，她老覺得這是件苦差，要不是老師慈祥經常鼓勵，恐怕連這點進步也不會有。

還真給湉湉說中了，她和一諾雙雙過關斬將，竟然最終分獲書畫設計大賽的金獎和銅獎！湉湉還因「作品具有卓越的想像力、細膩的表現力以及真摯熱烈的情感表達」，入選學校「十大藝術之星」，並將代表低年級同學在頒獎典禮上發表獲獎感言！

班主任梅老師開心地告訴湉湉，只有兩位同學獲此殊榮。一位是高年級的鋼琴哥哥，人家已經是遠近聞名的鋼琴「小王子」了，另一位就是才剛一年級的湉湉。湉湉的畫滿紙童真趣味盎然，打動了學校專門請來的知名畫家。相反，一些技法嫻熟的作品卻備受冷落，壓根不入知名畫家的法眼。「藝術的核心是情感，是人性，而不是技巧。」畫家再三強調說。

湉湉爸出席了學校的慶典。他原以為這只是一場尋常的親子活動，萬沒想到因為湉湉的獲獎，自己也成了眾人矚目的焦點。

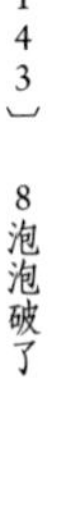

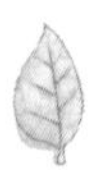

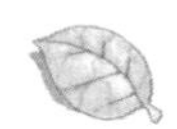

剛進小禮堂，就有一些同班家長迎上前來熱情祝賀。聽了那些對湉湉的讚美，湉湉爸雖然既驚訝又納悶，但也並沒有就此往深裡多想，以為人家無非是一般性的禮貌客氣罷了。誰會當面批評別人家的孩子呀？沒人會。哪怕別人家的孩子是個夜叉，見面時也得讚美他的勇猛壯碩吧，中國人嘛！

當主持人用麥克風大聲邀請「田湉同學上臺領獎」，當湉湉踏著小碎步鎮定自若地登上舞臺，當校長微笑著把一座水晶杯獎給湉湉……爸爸那個高興啊，剎那間激動得腦袋都暈了！他摘下眼鏡擦了又擦，希望能把眼前的這一切看得真切些，再真切些！戴上眼鏡的那一瞬間，他覺察到自己的眼角忽然潮濕了。

「祝賀你啊，湉湉爸！」

「真是個才華橫溢的小姑娘！」

「好好培養，前途無量啊！」

湉湉爸也分不清身邊的家長誰是誰，他忙不迭地表示感謝，又忙不迭地試圖解釋：「嗨，這鬼丫頭一個字也沒透露，我這也是才知道……」

話一出口他就後悔了，真想甩自己幾嘴巴，再把發出去的聲音追回來。

這叫什麼話嘛，畫蛇添足，驢頭不對馬嘴！

失態，失態，完全地失態！

這全都是湉湉這鬼丫頭害的！

小禮堂安靜下來，湉湉開始發表獲獎感言。

爸爸很為湉湉的落落大方自豪。她可比自己強多了，眾星捧月地站在舞臺中央，全場鴉雀無聲，近千雙眼睛集中在她身上，她卻一點兒都不見緊張！哪像自己，女兒才獲個學校的小獎，爸爸就激動得不知自己是誰了，真沒出息！不過，也許為人父母者大抵如此？想當年自己成為「高考狀元」，也是父母遠比自己高興得多吧。

唉，古人有「養兒防老」之說，好像養兒育女是一種投資保險，為自己養老送終是其最終紅利。現在時代變了，「養兒防老」的觀念落伍了，父母對兒女的企盼則變得更純粹了。現在的父母企盼什麼？大概都是企盼兒女健康成長、早日成材吧。孩子啊，請不要承諾什麼將來給金給銀買地造房，你們長成獨立完整的人，便是對父母養育之恩的最好回報！

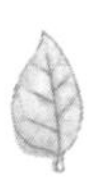

一不小心，湉湉爸放任自己的思緒信馬由韁了。等他意識到這個問題，他不由打了個哆嗦，提醒自己趕緊把思緒拉回現場。可一回到現場，他不禁又打了個哆嗦：呀，湉湉正在聲情並茂地講述自己的媽媽！

「……我媽媽是個編輯，也是個記者，她在報社工作。媽媽寫過很多美麗的文章，還寫過詩歌，寫過小說。媽媽非常愛我，我也非常愛媽媽，我們這麼多年從來沒有分離過。可是有一天，媽媽到國外工作去了。她去了很長時間，一直到現在也沒有回來。爸爸說媽媽走得太匆忙，甚至來不及和我告別。我很想念媽媽，我畫這幅畫就是想表達對媽媽的愛。我希望媽媽在外面不要那麼辛苦，能早點平安回家……」

天哪，這孩子怎麼當眾說了這些？難道老師們事先沒有把關嗎？湉湉爸聽不下去了，他迅速起身離開了小禮堂。湉湉媽已經走了一年多了，經過這麼長時間的調整，他雖然已經能夠平靜地面對往事，不再被悲傷無助的情緒糾纏，但驀然聽到女兒用無比深情的口吻談論媽媽，還是讓他氣短心虛如芒在背，他急於到外面透透空氣，順便再抽一支煙。

隔著學校的柵欄，湉湉爸看到一個年幼的孩子正在街邊吹泡泡玩，他頓時心酸得難以自持。啊，這孩子吹出的泡泡不正像自己炮製的謊言嗎?大大的肥皂泡在陽光映照下就如同一個五彩的夢。可是，再美麗的泡泡終究還是泡泡，再斑斕的夢境終究還是夢境，等到有一天，泡泡破了，美夢醒了，一切可如何是好?

要說老師沒對湉湉的言行把關，那可真是錯怪了老師。梅老師千叮嚀萬囑咐，實在把每個細節都考慮到了。怕孩子臨場發怵下不了臺，她盯著湉湉排練過好幾次。還不放心，又找主持人老師打關照，請主持人多瞭解湉湉，屆時注意補場接應。

然而，湉湉生就一副天真爛漫的性格。她心無芥蒂，自然率真，對這個世界向來只知赤誠相待，從不懂得「設防」是什麼涵義。湉湉沒向爸爸透露自己的獲獎，絕不是她處心積慮地掖著藏著，刻意想給爸爸製造驚喜。呵，這可不是湉湉的風格!

她沒說，是因為她忘了說，僅此而已。在湉湉眼裡，除了老師佈置的作業，別的都可以隨時拋諸腦後。不管什麼獎，獲就獲了，沒獲就沒獲;不管什麼事，說就說了，沒說就沒說——僅此而已。還有這上臺領獎，湉湉之所以不緊張，也是她沒覺得有啥值得

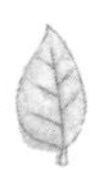

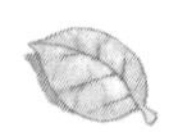

緊張。老師讓說就說兩句唄，把自己構思創作的經過介紹一下，這有多難？

所以，她自自然然就上臺了，自自然然就開口了！

璞玉未琢，渾然天成，這才是孩子該有的模樣啊，湉湉一不留神境界已經很高了！

梅老師嗟歎不已，頓生「雖不能至，心嚮往之」的感慨。為呵護孩子的這份天真，梅老師決定儘量尊重湉湉，她想說什麼就說什麼，沒原則問題就好。聽著湉湉的演講，梅老師心裡五味雜陳，孩子有夢總比沒夢好吧，就讓她以為媽媽出國了吧！

「田湉在說謊。她媽媽早已死了，她還瞎說她媽媽去國外工作了！」

說話的小男孩叫李明宇，他是湉湉的老鄰居、老同學，兩人從小住同一個社區，後來又上了同一個幼稚園、同一個小學，而且始終在同一個班級。李明宇對湉湉，那是相當地知根知底。湉湉媽抑鬱跳樓的那陣子，李明宇通過家人的談話，支離破碎地瞭解到一些情況。家人見瞞他不住，索性也和他當面議論這件事，議論完了不忘嚴厲警告：「不准到外面張揚！不准對湉湉洩密！你要敢亂說一個字，就打爛你的嘴！」

李明宇對這件事情本來就很害怕，再加上家人瞪著眼睛嚇唬不像是鬧著玩的，這孩子索性把這件事封存起來不去想它。剛開學時見到湉湉，李明宇話到嘴邊，每每還有洩密的衝動。可時間一長慢慢淡忘，他也就越發不提這一茬了。此時此刻，要不是湉湉春風得意站到了舞臺上，李明宇也想不起來去揭她的短。

看湉湉明星似的站在臺上侃侃而談，李明宇心裡的那個羨慕嫉妒恨啊，真是一浪高過一浪！憑什麼呀，那畫又畫得不怎麼樣。一念閃過，李明宇的心房出現一道縫隙，惡魔伺機而入，占據了他的內心。還不就是老師偏心，什麼好處都賞給聽話的孩子。嗔怒。誹謗。他的壞念頭一個接一個。她還好意思炫耀媽媽，人家會以為她媽媽真那麼優秀呢，我要讓大家知道真相。惡魔控制了李明宇，讓李明宇口不擇言公開了湉湉家的祕密。

身邊同學斜了李明宇一眼：「你又瞎說！這種話要是被老師知道，你就死定了！」

李明宇不服氣，繼續拋出更多乾貨：「我才不怕，我說的都是事實，田湉媽媽是得了抑鬱症跳樓死的。我爸爸說他當時大著膽子看了屍體，呀，全身是血，嚇人跳的一米啊！」

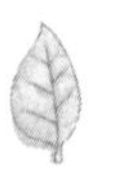
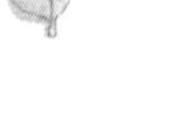

身邊同學驚得合不上嘴巴：「真的啊？你爸爸親眼看見的？」

李明宇見吸引了同學的注意力，剛才的那份失落心理得到了補償，忍不住當眾賣弄起來：「可不是我爸親眼看到的？田湉家本來與我們住一個社區，她為什麼捨近求遠搬了家？就是因為媽媽自殺了住不下去了呀。我媽說她家是凶宅，沒賣出好價錢，買家是為了學區才勉強下手的，不過到現在也沒有入住。」

身邊同學追問：「那田湉知道這件事嗎？她要是知道，還能相信媽媽到國外工作去了？唉，她真傻！她也不想想，就算到國外工作也會有電話回來的呀。」

李明宇搖搖頭：「那我就不清楚了，反正我家人不准我跟田湉說，不准我跟任何人說。哎，我可提醒你一定要保密啊！現在就你一個人知道了，你要是洩密，那責任可全是你的！」

身邊同學賭咒發誓道：「你放心，我一定守口如瓶！」

過了兒童節，就是暑假。過了暑假，又是新學年。

新學年開始沒多久，湉湉沒有媽媽的消息便成了公開的祕密。除了湉湉自己，差不多所有同學都知道湉湉媽媽是跳樓身亡的。頓時，湉湉身上的光環黯然失色，不少同學用異樣的眼光打量她，她成了大家孤立的對象。可湉湉大大咧咧慣了，對此還渾然不覺。

一諾是最後獲知消息的人。誰都知道一諾和湉湉是鐵桿，所以沒人會把這消息主動傳播給她，一諾還是背後聽人議論才聽說了這件事。她當即氣得直哆嗦，也不管三七二十一，揮拳就向竊竊私語的同學砸去。一諾爸爸習慣用拳頭說話，一諾覺得這辦法挺管用，拳頭有時候就是真理。

呵！別看一諾長得纖弱文靜，可她的小宇宙一旦爆發，對方卻要嚇破膽的！三下五除二，兩個女生嘴角出血，頭髮散亂，哭哭啼啼找梅老師告狀去了。

梅老師把一諾叫到辦公室，狠狠訓斥了一頓，要她向兩位女生道歉並賠償。一諾擰著脖子堅決不肯，梅老師慢慢瞭解了事情的原委，敢情一諾是為了朋友兩肋插刀啊！

梅老師頗費躊躇，不知道該怎麼處理，她著急地問一諾：「田湉知道這件事了嗎？」

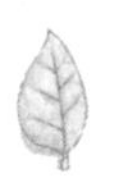

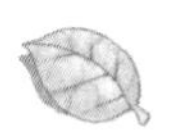

一諾點點頭：「嗯。剛才打完架，田湉過來問我怎麼回事，我就跟她說了。」

梅老師更急了：「你都跟她說了什麼啊？」

一諾十分不解：「咦，我就跟她說了那些謠言啊。我勸她不要當真，他們都是瞎說的。」

梅老師隱隱感覺不妙：「那田湉當時什麼反應？」

一諾一臉無辜地回答：「她沒什麼特別的反應啊。她先是有點發愣，然後很快就不以為然地笑了，對我說：『隨他們嚼舌頭吧，我不當真。』我怕她表面上裝作無所謂，實際上心裡面難過，就又反覆勸她不要相信謠言。可再勸她就惱了，把我的手一甩說：『你煩不煩啊！』然後轉臉就跑了。」

梅老師一聽這話便明白，泡泡已經破裂，一諾與同學的糾紛再怎麼處理都於事無補了。

梅老師抱著胳膊，悵然若失地踱到窗前，半晌無語。一諾見老師好半天不理她，走又不敢走，留又不想留，只得壯著膽子小心翼翼打破寂靜：「梅老師，梅老師，你怎麼了？我可以走了嗎？」

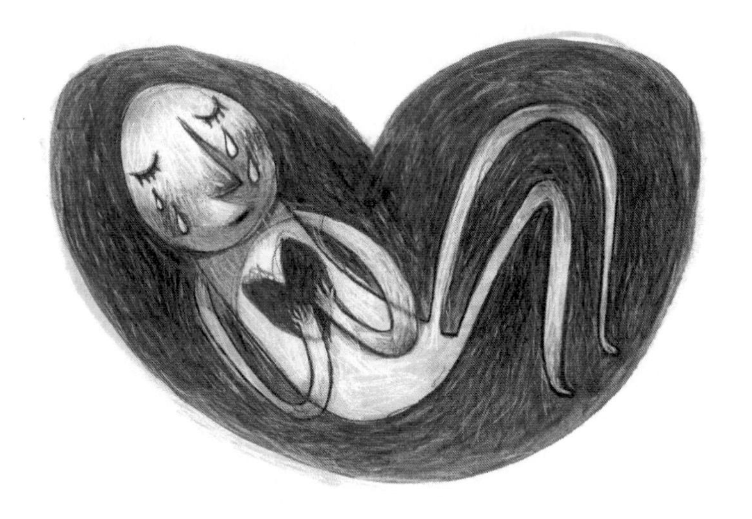

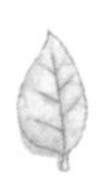

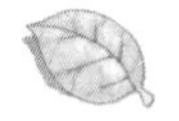

9 自我封閉

那天放學，一諾和湉湉揹著書包才出校門，就聽邊上有人輕聲呼喚：「諾諾！諾諾！」

一諾下意識地停住腳步，呀，這聲音好熟悉啊！她東張西望，忽然發現街角有個女人正向著自己招手。一諾使勁揉揉眼睛，等她發現那個女人是誰，她高興得簡直要瘋了！

「媽媽！媽媽！」一諾歡呼雀躍著奔向那女人，連跟身邊的湉湉打個招呼都顧不上。說「顧不上」其實並不準確，準確地說，一諾是把整個世界全忘了。湉湉被震住了，她傻愣愣地站在原地，傻愣愣地看著這一大一小當街相擁。只見一諾緊緊箍住女人的腰，女人緊緊摟住一諾的肩，兩個人都哭得嗚嗚咽咽的，全然不顧人們的指指戳戳。

「湉湉，湉湉，這是咋啦？出啥事情啦？」

有人碰碰湉湉，把她從恍惚中叫醒。湉湉回過神來，才發現是一諾的保姆阿姨正跟自己說話，而自己的奶奶也在旁邊。

保姆阿姨每天負責接送一諾，與湉湉祖孫倆處得很熟。今天在校門口發生的這一齣，讓保姆阿姨丈二和尚摸不著頭腦，一諾明明已經看到她在老地方等著，卻冷不丁撲到旁邊一個少婦懷裡嚎啕大哭，這是哪對哪啊？保姆阿姨不認識一諾媽，也不清楚這家人的恩恩怨怨，她以為孩子被老拐子盯上了——聽說老拐子也有年輕漂亮的女人呢。

湉湉奶奶也急著盤問：「湉湉，那個女人是誰？」

湉湉猶猶豫豫地回答：「可能，可能是一諾的媽媽吧……」

是的，一諾的媽媽回來了。

漂泊了三年，這個媽媽因思兒心切，又回到了孩子身邊。

不必描述母女倆久別重縫後的悲欣交加，也不必渲染一家人再度相見時的尷尬哀

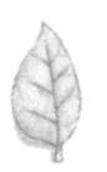
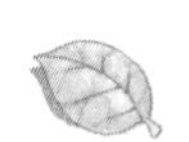

怨。這樣的場面、這樣的情感，即便屈原重生、李杜再世，恐怕也難以用筆墨表現其萬一。毫無疑問，一諾媽媽的出現就如同颱風從太平洋深處颳來，它到底會趕走酷暑帶來清涼，還是會摧枯拉朽橫掃一切？由於它遠道而來行蹤不定，人們一時還無法做出判斷。

一諾可煩不了這許多，她就像一個飢餓已久的人見到麵包，不待任何人發出任何指令，早不管不顧撲上去咬進嘴裡。正巧那陣子一諾爸爸談生意出了遠門，家裡除了保姆阿姨再無別人，一諾靈光一閃頓時有了主意。她給爸爸、姑姑分別打了電話，假裝關心地詢問爸爸的行程、姑姑的安排。在確定爸爸還在十萬八千里外，而姑姑這兩天也沒空過來之後，一諾死乞白賴地央求媽媽：「回家陪陪諾諾吧！諾諾想晚上睡在媽媽懷裡！諾諾想死媽媽了！」

不用說，這話立刻讓媽媽繳械投降，一諾如願以償將媽媽請回了家。一諾樂得呀，夜裡做夢都笑呵呵的，一邊嘴裡喃喃喊著「媽媽」，一邊抱住媽媽死也不放。同樣高興的還有保姆阿姨，這些年她還沒見一諾痛快地笑過，沒媽的孩子真是太可憐了！讓媽媽回家，讓孩子有媽，這可是積德行善的好事啊！

連日來湉湉可被一諾煩透了！只要一有時間，一諾一準會跑過來跟她嘮叨，而嘮叨的主題只有一個：炫耀她的好媽媽！

「湉湉你看，這是媽媽給我買的音樂盒！」一諾說著攤開掌心，一個晶瑩剔透的水晶天鵝動人心魄，它不僅會轉圈，還會優雅地演奏柴可夫斯基的《天鵝湖》。

「湉湉你看，這是媽媽給我買的新裙子！」一諾提著裙擺神氣得像個公主，那淡粉的顏色、那精美的蕾絲都是湉湉的最愛，可現在這美裙卻穿在一諾身上。

「湉湉你看，這是媽媽給我買的新鞋子！」一諾得意地伸出腳來，一雙芭比運動鞋閃閃發光，像會變魔法似的。相比之下，奶奶給湉湉買的鞋子，土笨得實在不能看了。

一諾現在像機器貓似的，不停地從口袋裡掏出各種新奇玩意兒：有趣的書籍，可愛的文具，漂亮的髮夾，精美的本子，好吃的零食……看著這一切，湉湉心裡面酸甜苦辣，說不出是什麼滋味。

一諾這麼炫耀有什麼錯嗎？她的炫耀對象不是別人，而是自己唯一的朋友，這有什麼過分的呢？再說，一諾已經多久沒享受這種炫耀的感覺了？難得炫耀一次嘛！

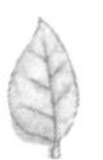

可憐的一諾，這些年她就像隻灰頭土臉的醜小鴨，悄無聲息地藏在人群中。不要說主動炫耀什麼，就是稍稍吸引別人注意也是她不願意的，她恨不得徹底被人忽視，因為只有這樣她才覺得安全。要不是有了湉湉這個朋友，一諾一定會把重獲母愛的狂喜深藏心底，就像之前一直把失去母愛的痛苦深藏心底一樣。

現在不一樣了，現在她有了好朋友。好朋友就該分享一切，以前分享痛苦，現在分享歡樂，這是天經地義的事。一諾沒覺得自己是在炫耀，坦蕩和率真讓她把點點滴滴都和盤托出。只要湉湉高興一諾便可以奉獻，珍貴的情感都不在話下，更別說這樣那樣的物品了。是的，一諾現在每天都要塞小禮物給湉湉，而且還老愛用一副無所謂的口吻：「你別客氣，我讓媽媽再買就是了。」

可一諾越無所謂，湉湉就越難過。慢慢地，她開始忌恨起一諾來：你憑什麼這麼肆無忌憚？就因為你有一個好媽媽嗎？

這個問題一拋出來，湉湉心裡當即矮了半截。

還用說嗎？不管是誰，只要看一諾媽媽一眼，就不會給出第二個答案。這個媽媽太值得孩子驕傲了，她不是一般的好，而是太好太好！湉湉故意用挑剔的眼光把一諾媽上上下下、前前後後研究了個透，最後她不得不沮喪地承認：這個阿姨挑不出毛病，她就是那種每個孩子都幻想擁有的理想媽媽。

理想媽媽什麼樣？理想媽媽必然是美麗的。想必每個孩子都曾幻想自己有個美麗的媽媽吧，可又有幾個媽媽經得起「美麗」二字的推敲？長得高矮胖瘦各有特色就不必說了，老天賜就了這三六九等相貌，任憑誰怨天尤人也沒有用。如果先天不足，那咱至少後天再花點心思稍稍補救一下？可偏偏有人不信這個邪，總以為自己是濃淡相宜的西施，結果錦上添花的事難得看到，雪上加霜的情況倒是屢見不鮮。

比如湉湉見過有些媽媽毫不顧惜自己的形象，穿著睡衣嗑著瓜子就出了家門；有些媽媽穿金戴銀、濃妝豔抹，特愛一身名牌庸俗不堪地招搖過市；還有更多的媽媽，她們不是過於節儉就是過於保守，要麼永遠一身灰黑，要麼一年到頭就那麼幾件廉價的衣服……湉湉媽媽也好不到哪兒去，她在穿著打扮上只有一個詞可以評價：平庸。

要說一諾媽媽的眉眼也並不特別漂亮，而且細端詳她還有些憔悴，臉上沒什麼血

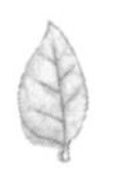

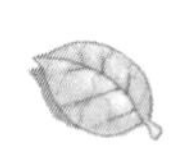

色，嘴唇微微泛白。可湉湉生生被這個阿姨的獨特氣質迷住了，好像她是從天而降的仙女，帶來了六合之外的氣息，真是怎麼看怎麼美啊！

一諾媽媽長什麼樣？她身材高挑纖瘦，一頭長長的黑髮，有時隨意披散，有時鬆鬆挽個髮髻，露出耳畔的小銀飾。她愛穿棉麻的長款衣服，有時是長裙，有時是長褲。素素淨淨，飄飄灑灑，都像是為她量身定做的，有點小小的民族風，可又不是那看厭了的漢服、唐裝或旗袍。腳上一雙純色的布鞋，腕上一對細細的藤鐲。頸子光溜溜的，不帶任何裝飾，就像那顧盼生姿的天鵝也不帶任何裝飾一樣。湉湉每回看見一諾媽媽的長頸，都會聯想起那個中了魔咒變成天鵝的公主。

一諾媽媽有一雙專注的眼睛，當她注視著你時，你會覺得自己是世界上最重要的那個人。她的臉上總是掛著淡淡的微笑，不甜蜜也不誇張，親切自然，乾淨舒爽，就像深秋的午後躺在草地上曬陽光的那種感覺。她說話聲音輕輕的、柔柔的，有典型的南方口音，這與她的長相和舉止都正合適。

湉湉注意到，阿姨在與一諾講話時，不是彎下腰就是蹲下身。她會雙手握住一諾的手，關注地凝望一諾的雙眼，認真而安靜地傾聽。無論一諾說什麼傻話，她都好像聽不夠似的，總是鼓勵一諾放心大膽地繼續說下去——湉湉心目中的理想媽媽可不就是這樣子的？一諾真是好幸福好幸福啊！

湉湉愛自己的媽媽，這是不用說的。可湉湉媽性子急、脾氣大，劈頭蓋臉衝湉湉發火那也不是一次兩次了。湉湉不生媽媽的氣，媽媽發火也跟自己表現欠佳有關嘛，再說媽媽的火發完就完了，她還是個好媽媽。

「你要是少發點火就更完美了！」媽媽心情好時，湉湉會直截了當地提意見。那時候媽媽一般都會道歉，可轉過臉掉過身，她還是依然故我。久而久之，湉湉也習慣了，媽媽就是那麼個人，你拿她有什麼辦法？不往心裡去就是了。

不要以為一諾媽媽只對自己的孩子寬容大度，這樣的媽媽湉湉見多了，真是不足為奇。不，一諾媽不是這樣的，這個阿姨對湉湉、對其他孩子、對周圍所有人都一視同仁。有一次在校門口，一個髒兮兮的乞丐圍上前來，別人都捂著鼻子皺著眉頭離開，有人還罵罵咧咧的，唯獨一諾媽媽客氣地掏出五塊錢對乞丐說：「不好意思，錢不多！」湉湉看到乞丐當時驚訝了一下，隨即面露感激之色。

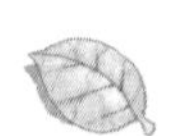

奶奶和保姆阿姨本來都挺擔心，萬一這對冤家再吵鬧起來，孩子還有日子過嗎？現在看到一諾媽媽這麼溫軟隨和，她們暗自鬆了一口氣。

奶奶拍著大腿笑道：「瞧這勢頭，沒準他們能破鏡重圓呢！一諾媽媽這次肯回來，就說明有戲啊！」

保姆阿姨也恍然大悟：「我說呢，寧拆十座廟不毀一樁婚啊，咱們等著瞧好吧！」

一諾忽然發現，湉湉開始迴避她。每回一諾來找湉湉，湉湉不是推說要上廁所，就是忙著要交作業，一諾一句話沒說完，湉湉已冷淡至極地轉身離去。放學也不跟一諾結伴同行了，一諾還沒收拾好書包，湉湉往往已不聲不響地沒了蹤影。一諾再送禮物，湉湉說什麼也不接受，幾乎到了翻臉的地步。

一諾最近樂翻了天，她也沒往深裡想，還以為湉湉真的在忙課外班，真的有好多好多事情要做。其實湉湉哪裡是忙，她就是不想再見一諾母女了！假如有可能，她恨不得這對母女消失才好！她倆消失不了，她就寧願自己消失！雙方都不能消失，那就只能互不見面，假裝對方不存在吧——啊，不能說，不能說，再說湉湉就要崩潰了！湉湉的內心本來就備受煎熬，而一諾媽媽的出現又讓痛苦成倍增長，她真是受不了了！

誰說湉湉不在乎同學們的蜚短流長？誰說湉湉沒有頭腦太容易輕信上當？湉湉生來敏感聰慧，她對這不合常理的謊言並非沒有懷疑，親人的遲疑躲閃也曾讓她有過模糊的猜想。可是，誰能要求一個七八歲的孩子進行縝密的分析判斷？那未免太強人所難了！

媽媽失蹤的前半年，湉湉打探媽媽的消息不可謂不勤。半年後，她潛意識裡已隱隱約約預感到不詳，而那時候她反而不想甚至害怕探尋真相了。他們說什麼就信什麼吧，湉湉這麼勸慰自己，反正他們說媽媽遲早總要回來——思念有時候也是一種美，儘管這種美有點苦澀甚至酸楚，但有滋味總比沒滋味強不是嗎？

媽媽離世的傳言並不是驟然抵達，而是像濕度極高的濃霧，不知不覺間包圍，不知不覺間浸透。隔著一層薄薄的窗戶紙，湉湉其實已經可以影影綽綽看到些東西，可是她卻下意識地別過頭去，假裝沒發現身旁的屋子裡藏有祕密。現在，一諾不小心當面捅破了這層窗戶紙，湉湉再也不能假裝什麼都不知道了！而且很顯然，這套掩耳盜鈴的把戲除了她自己誰也騙不了，湉湉真是又慚又恨啊！

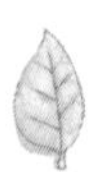
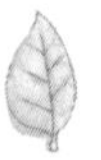

湉湉記得很清楚，當一諾把媽媽離世的傳言說出來時，她內心的那個世界頃刻間便開始動搖，繼而像遭遇地震似地坍塌起來。湉湉裝作沒聽見內心的聲音，一諾不是勸她不要相信謠言嗎？是啊，她是不會信的。一諾已經為她教訓了謠言傳播者，拳頭勝利了，她們勝利了，這就夠了！然而湉湉的內心卻沒那麼好唬弄。這顆心透亮著呢，它才不管大腦允不允許，該滴血時就滴血，該疼痛時就疼痛，絲毫不差。

就這樣，湉湉的大腦和內心分道揚鑣各行其是了。大腦本著「理性第一」的原則，強勢地對身體發出「應該如此」、「必須這般」的指令，逼迫湉湉不准表現出任何破綻。而內心卻另立山頭，在潛意識裡行使著它「絕對王者」的權力，讓湉湉的靈與肉都逃不出「真我」這如來佛的掌心。

毫無疑問，當我們的大腦和內心和諧統一時，我們會有怡然自得、幸福無邊的感覺。可一旦大腦和內心發生衝突，我們成為它們二者角力的戰場，那下場還會好嗎？輕者人格分裂、行為乖張，幸福感自然蕩然無存。重者就得惡魔纏身，抑鬱症、焦慮症、狂躁症、強迫症等心病紛至遝來，生活再難回復到原來的模樣。

假如我們都能明白自己的內心倒也不愁了，那我們可以多照顧照顧內心的真實感受，儘量做出順應本性的判斷和選擇。可惜啊，我們大多數人都「不識廬山真面目，只緣生在此山中」。正因為我們走不出自己的局限，人生的悲劇才會一代又一代循環往復上演。

若能聽從內心的呼喚，當湉湉獲悉媽媽離世，她便會無遮無攔地當場痛哭了。而且不管這消息是真是假，她都該找大人問個水落石出，然後再不假思索地做出符合她年齡的情緒表達。哭也好，鬧也罷，一個七八歲的孩子沒必要克制，更沒必要偽裝，她該自自然然成為她本來的樣子。可湉湉沒有這樣做，湉湉壓抑了自己的內心，她以為只要裝聾作啞就能瞞天過海，最終就好像什麼事都沒有發生過一樣。

可是，真的什麼事都不會發生嗎？

記得聽到傳言的那天，湉湉放學回家的頭一件事，就是急急忙忙奔進自己房間，急急忙忙將媽媽的照片塞進抽屜。為了不讓照片露出馬腳，她特意在上面壓了很多東西，好把照片蓋得嚴實一點。

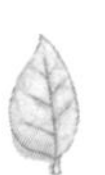
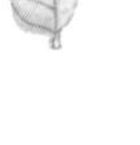

做這件事的時候，湉湉沒看媽媽一眼，一隻手還始終遮住照片，生怕一不小心會與照片上的媽媽碰面。藏完照片，湉湉似乎鬆了口氣，身子往椅背上一靠，臉上還露出了笑容。其實，此時的湉湉不僅緊張而且壓抑，可她表面上卻顯得比平時還要開心。四周靜悄悄的，窗外樹葉的「沙沙」聲聲聲入耳，一支小曲躍入腦海，湉湉忙不迭地哼唱起來，試圖以此打破眼前的僵局：「太陽當頭照，花兒對我笑……」

然後，湉湉開始按部就班地寫作業、吃晚飯、看電視、玩花貓……總之，一切都跟平時一樣，該做的事情一樣沒有少。最後，上床睡覺的時間到了，湉湉回到自己的房間。平時臨睡前，湉湉都要給媽媽寫點什麼、畫點什麼才安心，可那天湉湉沒有這樣做。她在書桌前默默坐著，臉上是一副成年人也少見的冷靜表情。想了一會兒，湉湉找出那已寫了厚厚一疊的筆記本，連同那一直放在枕邊的「醜媽媽」，不動聲色地一同扔進了衣櫥。

然後，湉湉勇敢地關燈上床。在徹底的黑暗中，她鼓勵自己大膽地閉上眼睛。花貓在屋外喵喵叫著，想跟平時一樣擠進來湊熱鬧。湉湉狠狠心，沒有放花貓進屋。

「以後都得一個人了。」湉湉這麼對自己說，「一個人就一個人吧。」

就這樣，湉湉沒有向爺爺奶奶哭訴，更沒有逼問可憐的爸爸。她在心裡挖了個坑，把對媽媽的記憶深深封藏起來。別說同誰討論，她甚至根本不想提及這件事。

有一次，梅老師從一諾與人打架談起，試探著想與湉湉一起涉及這個話題。可梅老師話才開個頭，湉湉便敏感地岔開了：「一諾捕風捉影大打出手，說是為了我，我卻一點都不感謝她。梅老師，您該好好懲罰她才是！」

梅老師見湉湉防範如此嚴密，只好訕訕地把其他話全嚥了下去。

「唉，也許我的擔心都是多餘吧。」梅老師憂慮地想，「也許湉湉爸爸是對的。時間是最好的醫生，相信這家人最終一定能夠走出陰霾。」

梅老師召集班裡幾個活躍的孩子開了個小會，嚴厲禁止他們在同學背後說三道四。得知李明宇是消息的源頭，梅老師又特意與李明宇私下談了心，語重心長地向他分析了事情的嚴重性。李明宇痛哭流涕，無比深刻地認識到自己的錯誤，發誓以後絕不胡言亂語。其他孩子也一個個認識到，傳播謠言是不道德的行為，會對他人造成不可挽回的傷害。

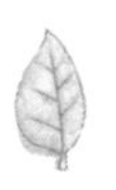
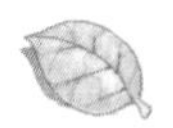

學校漸漸恢復了平靜，沒有孩子再傳播湉湉的新聞了。梅老師以為一切已恢復正常，於是也就不再深究這件事情。

然而，當真一切都能恢復正常嗎？受傷的心靈也能恢復得像沒受傷一樣嗎？

沒人知道，湉湉的災難才剛開了個頭。從迴避一諾開始，湉湉的怪毛病一天比一天多：沉默寡言，不再愛笑，常咬指甲，動不動就全身發抖聲嘶力竭……這些都是人們能看到的，人們看不到的還有揮之不去的夢魘。

幾乎每天晚上，湉湉都會做噩夢，夢中不是有一頭怪獸追逐著她，就是有一個巫婆嚇唬著她。想喊喊不出來，想哭哭不出聲，想跑又怎麼也邁不動步！有時湉湉滿臉淚痕地從夢中驚醒，發現兩隻貓竟穩穩當當臥在自己胸口，難怪她總覺得胸口沉悶喘不過氣來。如今這點點也成年了，牠長得比花花還肥還大。湉湉只要一時心軟沒關緊屋門，兩個傢伙必定肆無忌憚地跳上床來，有時乾脆大模大樣睡到湉湉身上！

上課，湉湉也不大有心思聽講。她經常發呆，經常擺弄文具，經常用筆尖戳自己。一雙手的指甲都已經被咬禿了，她還不放過它們，閒來沒事就把自己咬得鮮血淋漓。同學們現在都不大敢跟湉湉多囉嗦，因為她一副拒人於千里之外的樣子，說話還沒頭沒腦的，也不知道是誰得罪她了。一諾幾次三番遭到湉湉的冷遇，終於也意識到了什麼。她纏著湉湉要問個究竟，可湉湉就是死活不搭理她，害得一諾漸漸地也不大願意自討沒趣了。

湉湉的成績一落千丈。幾門功課的老師紛紛找她談話，可她這耳朵進那耳朵出，沒有一句話能聽得進去。

梅老師心急如焚，趕緊把最近的情況通報給湉湉爸。湉湉爸聽了沒敢輕易給湉湉施壓，他故意輕描淡寫地透了一點風給湉湉，又竭力鼓勵道：「好馬也有失蹄的時候不是嗎？爸爸相信湉湉，我們湉湉一定很快便能迎頭趕上！」

不過，即便湉湉爸對一時半會的成績變動無所謂，他也注意到湉湉最近的舉動有些反常。別的不說，單說那週末的親子活動吧，本來湉湉是最熱心不過，總要提前打聽下一週的安排，現在她卻左一次右一次拒絕參加任何活動，連剪紙爺爺的面子也不給。本來湉湉有段時間沒見剪紙爺爺就會唸叨，現在倒好，剪紙爺爺打電話邀請她去玩，她頭

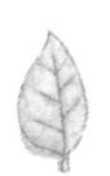

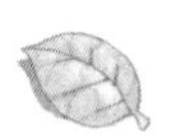

也不抬地讓爸爸回一句「不去」。

這下爸爸可真的生氣了，他大聲責罵湉湉沒有禮貌，逼著湉湉親自接聽剪紙爺爺的電話。湉湉像沒聽見似的，一點反應沒有，依舊埋頭做她的功課，爸爸恨得差點抬手打她。

從梅老師那兒，湉湉爸瞭解到學校的那場風波，他立刻明白了女兒的心病所在。回家與兩位老人商量半天，他們決定將謊言繼續下去，因為他們已經習慣了。奶奶的意見很有代表性：「能唬弄一天就唬弄一天吧，實在唬弄不下去了再說。」

於是這天放學回家，爸爸神祕地對湉湉說：媽媽來信了！

沒想到，湉湉只漠然答應了一聲「哦」，並沒有他們想像中的欣喜。

爸爸只得強行將表演進行下去：「咦，你不想知道媽媽說了什麼嗎？來，跟爸爸一起看看信吧，媽媽可想你啦。」

爸爸自說自話地拉著湉湉來到電腦前，從電子信箱裡調出那封精心炮製的信件，聲情並茂地讀給湉湉聽。信寫得很詳細，主要介紹了媽媽在「國外」的工作與生活，還假模假樣地配了許多異域風光的照片。湉湉皺著眉頭勉強聽了一會兒，她實在受不了爸爸那無比精湛的演技，裝得太像了！跟真的似的！可這是何苦來哉？騙來騙去有意思嗎？

湉湉起身想走：「好了，我知道了，我還有作業要做呢。」

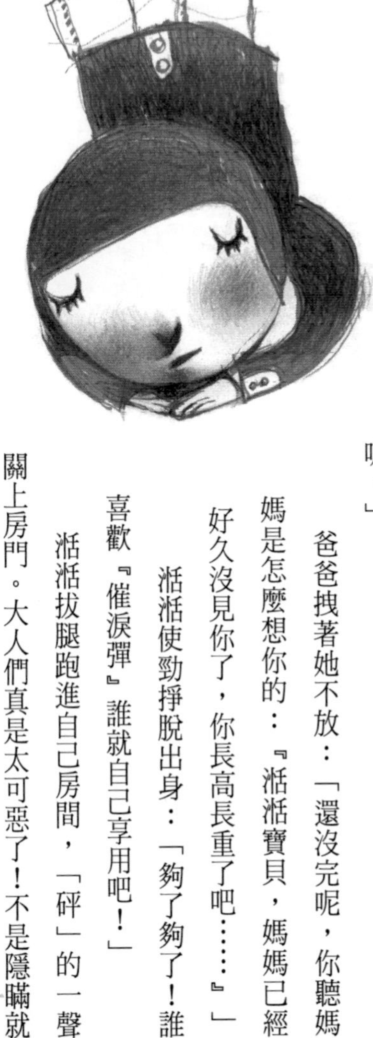

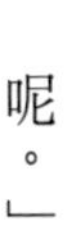

爸爸拽著她不放：「還沒完呢，你聽媽媽是怎麼想你的：『湉湉寶貝，媽媽已經好久沒見你了，你長高長重了吧……』」

湉湉使勁掙脫出身：「夠了夠了！誰喜歡『催淚彈』誰就自己享用吧！」

湉湉拔腿跑進自己房間，「砰」的一聲關上房門。大人們真是太可惡了！不是隱瞞就是欺騙，這就是他們的全部花招，還美其名曰是「為你好」！湉湉傷心欲絕，她覺得自己很難過很難過，可卻一滴眼睛也流不出來。放眼凝望窗外的狹窄天空，一種刻骨銘心的孤獨感油然而生，湉湉的心門也就此關上了。

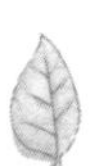

10 療傷計畫

「一諾，最近怎麼老也見不到湉湉啊？你們鬧矛盾了嗎？」

問話的是一諾媽媽。不見湉湉已經有一陣子了，開始只當人家有事，沒時間陪一諾玩，後來才擔心背後也許另有原因，不由得關心起來。

「哼，別提她了，沒見過這麼古怪的人！我真是白交了她這個朋友！」

一諾氣鼓鼓的，不等媽媽細問，早把與湉湉的過結一股腦傾倒出來。嘴裡才說上兩三句，眼裡已珠淚滾滾。四五句沒說完，乾脆撲到媽媽懷裡嗚咽起來。唉，一諾要多委屈有多委屈！和湉湉斷交，你以為一諾心裡過得去？那可是一諾有生以來的第一個朋友，第一個真正意義上的朋友啊！

一諾忘不了，在媽媽消失的日子裡，自己就像隻受傷的小獸，成天只願躲在幽暗的洞穴裡。是湉湉改變了這一切！湉湉如同一道陽光驅散了陰霾，讓一諾鼓足勇氣一路探索著走出洞來！如果沒有湉湉，一諾恐怕至今還在那兒哀怨地舔舐傷口，她恐怕很難走過孤獨戰勝黑暗，更難獲得浴火重生的力量。

啊，這是多麼珍貴的友誼，這是多麼難忘的經歷！可是，湉湉現在卻公然背叛，而且莫名其妙的，連個解釋都不給。她以為自己是曹操，可以「寧教我負天下人，不教天下人負我」？太過分了！

一諾媽媽懂了，自己的直覺沒錯，這兩個丫頭鬧翻了，而且翻得很徹底。

聽一諾的意思，這件事似乎發生得挺怪異，好像從頭到尾不見明火，美好家園莫名其妙就成了灰燼。除非湉湉是中了什麼邪惡魔法，否則一個人見人愛的孩子怎麼會變得那麼不可理喻？一諾媽媽不敢相信自己的耳朵。

一諾真的那麼無辜嗎？當媽的對此滿腹狐疑，也許一諾在無意間傷害了湉湉自己還渾然不知呢。小孩子變化多端，他們的情緒時好時壞沒個準頭，今天決裂，明天和好，

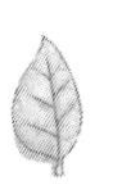

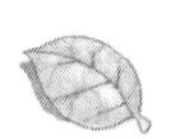

這事誰都說不準，最好一切由他們自己好了。一諾媽媽本來不打算多加干涉，看一諾哭得傷心，怎麼也勸慰不住，她漸漸明白這份友誼在一諾心目中的份量。

一諾媽媽把女兒帶進一家甜品店，為她點了一杯熱巧克力。在媽媽的安撫下，一諾臉上恢復了笑容。見一諾輕鬆自如了，媽媽便與她閒聊起與湉湉交惡的細節來。僅憑孩子單方面的粗糙描述，一諾媽媽根本做不了任何判斷，她需要細節，需要大量的細節。

終於，她問到了那個關於湉湉媽媽自殺的傳言。原來一諾還為這事與同學打過架，原來割袍就發生在這事之後不久——看來這就是癥結所在了！哦，可憐的孩子，大人們總以為孩子生性天真不識憂愁，可誰知他們的小小心房也深藏著痛苦！這可如何是好？一諾媽媽把眉頭緊緊鎖成了「川」字。

其實一諾和媽媽最近也很艱難，因為一諾爸爸回來了，一場新的交鋒又開始了。

一諾爸爸那天突然回家，醉醺醺的，走路打著趔趄，嘴裡像含著湯圓，才進門就一個勁地高聲叫嚷：「我的寶貝——女兒在——哪兒呢？還不趕快——給老爸——倒茶啊！」

一諾當時正在自己房間做作業，媽媽捧著本書守在邊上。聽到爸爸的聲音，一諾嚇得丟下筆，臉色蒼白地躲到媽媽懷裡。媽媽平靜地拍拍一諾，示意她不要驚慌，隨即放下書起身向房門走去。這時，一諾爸爸正好推門進來，與避讓不及的一諾媽媽打個照面。

時間凝固了，一諾全身冰涼，心跳停止，人幾乎窒息過去！

不出一諾所料，等爸爸回過神來，他果然咆哮如金剛，大怒如雷霆。難聽的話像決堤的黃河水滔滔不絕，一諾的耳朵被淹沒了，一諾的房間被淹沒了，一諾的世界被淹沒了……

為什麼爸爸平時沒有文采，罵起人來卻一套一套的？為羞辱前妻，他真是把自己掌握的所有惡毒詞彙都使用盡了！口無遮攔！為所欲為！咄咄逼人！要按媽媽以前的脾氣，她一定想也不想，立馬反戈一擊。哪怕魚死網破拚上一命，她也不會讓步的！

一諾以為戰爭在所難免，三年前的噩夢又來了！她緊張地回望媽媽，誰知這一望不要緊，一諾看到的竟是一張雕塑般沉靜迷人的臉。一諾被媽媽鎮住了！

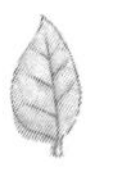

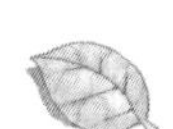

是的，一諾媽媽面如秋水，表情跟她剛才看書時沒有二樣。她專注地望著一諾爸爸的眼睛，專注地傾聽他的每一句話，似乎對自己惹他暴怒十分抱歉。是的，一諾媽媽沒有一點反抗的姿態，一點點都沒有。她像一棵大樹嫺靜地站立在那裡，任憑狂風肆虐、暴雨傾盆，依舊嫺靜地站立在那裡，讓自己站成一棵樹。

「你給我滾！滾得遠遠的！再也不要回來！」

也不知過了多久，一諾爸爸終於罵累了，他以最後的驅逐作為結束語。

一諾媽媽沒有擦拭臉上的唾沫星子，她彎腰對一諾爸爸深鞠一躬，朗聲致歉道：「對不起，沒經你同意我就來了。你不在家，一諾又拉我不讓走，所以……真是對不起了！」

一諾爸爸顯然沒想到會受到禮遇，他張口結舌愣了好一會兒，才不屑一顧地揮揮手道：「別作戲了，走你的吧！」

一諾媽媽輕輕笑道：「放心，我這就走。不過我想告訴你，我這次回來不是為了與你爭鬥，而是為了承擔一個母親的職責。你不能阻止我探望女兒，更不能阻止我關愛她。關於如何做好父母，你和我都有很多東西需要學習。」

一諾爸爸對前妻的忠告置若罔聞。他嚴厲斥責一諾，反覆警告保姆，要求她們遠離一諾媽媽，嚴禁母女倆再見面。保姆阿姨嚇得不敢多話，只得頻頻點頭稱是。

要是換作三年前，一諾恐怕又要陷入恐慌難以自拔了。現在不一樣，現在一諾忽然獲得了難以想像的勇氣。一諾大膽地注視著爸爸，表面上不說一句話，心裡卻在想著媽媽：媽媽，媽媽，諾諾在向你學習呢，你看諾諾不怕爸爸發火，諾諾敢望著他了！啊，為什麼爸爸的嗓門越高、脾氣越大，諾諾反而越覺得他脆弱可憐呢？他不發脾氣恐怕就支撐不下去了吧？放心吧媽媽，諾諾不怕！有你在諾諾什麼都不怕！諾諾會好好向您學習的！

是啊，一諾現在不再孤獨無助，她有媽媽，媽媽回來了，媽媽答應不再離開她！

一諾不會忘記媽媽的叮囑，媽媽說眼前的困難都是暫時的，請一諾權且忍耐忍耐，她將通過兩個途徑解決探視權問題：一是繼續與一諾爸爸協商，幫助他戰勝內心的魔障，儘量化干戈為玉帛；二是聘請律師從法律層面入手，如果爸爸執迷不悟故意違拗，法律自會捍衛婦女兒童的權益。

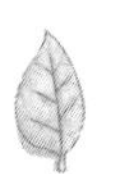
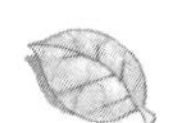

「我們很快便能享受自由，相信媽媽！」媽媽笑著伸出右掌，「來，讓我們互相擊掌以示激勵！記住媽媽的話，沒有什麼會從天而降，自由尤其需要我們親手創造！諾諾加油！」

一諾也伸出右掌：「媽媽加油！」

保姆阿姨也對一諾媽媽睜隻眼閉隻眼。知道一諾媽媽一有時間便會守候孩子放學，保姆阿姨就故意躲到一邊，遲個十分二十分鐘，等母女倆敘夠了再現身。一諾媽媽對此十分感激，顧及保姆阿姨的難處，她從不和人家多搭訕多嘮叨，每回只要遠遠看到保姆阿姨的身影，就主動與一諾擁別了。

一諾爸爸帶回一個年輕女人，讓一諾叫她「媽媽」。

「女兒，這就是我準備給你找的後媽。怎麼樣，比你親媽漂亮吧，你喜歡她嗎？」一諾爸爸一把攬住那女人的纖腰，當著一諾的面與她親親熱熱。一諾爸爸高大威猛，那女人細瘦高䠷，她在他懷裡就像個易碎的人形瓷偶。

「討厭——，沒看見孩子還在哪——！」那女人嬌嗔著，半推半就。只見她穿了條幾乎遮不住屁股的裙子，一雙白腿直勾勾地在眼前晃著。臉上的脂粉厚得像層殼，一雙眼睛黑黑黢黢的，除了眼影和睫毛膏就看不見別的。她身上香氣襲人，再混合著爸爸濃烈的酒氣，一諾簡直要嘔了！

一諾轉身跑出了家門。保姆阿姨在後面一路追趕，一諾說什麼也不肯回家。一個電話打給媽媽，媽媽只得將一諾臨時接到自己的住處。弄清事情的原委，媽媽歎息著把一諾摟在懷裡：「原諒爸爸吧，寶貝，他不知道自己都做了些什麼……」

等一諾不再哭泣，媽媽依舊用平靜的口吻對一諾說：「諾諾，你爸爸這叫『欲擒故縱』，他以為用這種辦法能誘逼媽媽重婚呢。其實阻礙他幸福的不是我，而是他陰暗的內心。」

一諾聽不懂，媽媽只得進一步解釋：一諾爸爸見她突然出現，萬分得意地以為她是在外面混不下去了，特意回來破鏡重圓的。看她態度比以前溫和，凡事都不與他爭鬥，他就想趁機收拾收拾她，等她俯首貼耳了，再考慮是否扔一根骨頭。他很清楚，女兒是她的軟肋。如何用好自己的殺手鐧？為此他動足了腦筋。

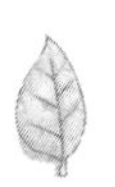
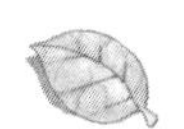

儘管分析得頭頭是道，一諾媽媽還是沒有想到：為了逼迫自己就範，這個爸爸竟把一個個狠招用到了親生女兒身上，彷彿女兒是他的人質！這件事讓一諾媽媽陡然清醒，看來僅僅爭取探視權是不夠的，也許只有變更監護權才能一勞永逸地保護女兒。

那天晚上，一諾母女有過這樣的對話：

「媽媽，我發現你這次回來，跟以前變化很大。」

「哦？哪裡變化了，媽媽變老變醜了嗎？」

「這倒沒有，你永遠是世界上最美的媽媽！只是以前你特愛生氣，經常會盯著爸爸吵鬧。現在你脾氣變好了，說話從來不大聲，而且總是笑。」

「諾諾厲害啊！媽媽努力三年得到的進步，竟被你一眼看出來了！唉，以前媽媽跟爸爸一樣，不懂得愛。那時候我們總是對別人要求很多，希望別人符合自己的心意。後來多虧進行了心靈學習，媽媽才得救了！孩子，千萬不要滿足於學校的那點課程。我們人生有一個最大的課程是『愛』，這個課程需要我們一輩子用心體悟。」

「媽媽，你會跟爸爸重婚嗎？」

「嗯，這個問題並不重要，重要的是我和你爸爸都必須真正成熟起來。諾諾，也許有一天你會有一個後媽——放心吧，肯定不會是你爸爸帶來的那個——請記住，不管是後媽還是親媽，疼愛孩子的都是好媽。同理，不管什麼樣的孩子，懂事孝順的才是好孩子。諾諾，我要努力做個好媽媽，你能努力做個好孩子嗎？」

「嗯，諾諾一定努力！」

自家的麻煩事一樁接著一樁，每一樁都極耗神費力，一諾媽媽卻並沒有忘記關心湉湉。也許是因為有過親身體驗的緣故，一諾媽媽對心理異常極其敏感，她能從一堆人中迅速發現那個與眾不同者，彷彿這個與眾不同者身上有著特殊的氣味。

當一個不會游泳的人溺水了，我們該怎麼辦？光對他喊叫「加油！加油！你能行！」有用嗎？沒用！因為他根本沒有自救的能力！唯一的辦法就是向他伸出援手，幫助他擺脫困境。這輩子未必人人都會溺水，但肯定人人都會遭遇坎坷、感受痛苦。小點的溝壑我們使使勁能跳過去，一般性的疼痛也無非咬咬牙挺一挺。可萬一遇到過不去的坎呢？萬一痛苦讓人難以承受呢？這時候，身邊的親朋好友必須果斷介入！

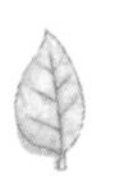
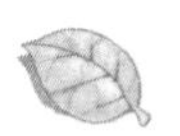

「我們沒必要多管閒事吧？她有自己的家人嘛！再說，人家根本不理我們，我們這麼自作多情幹嘛？碰一鼻子灰好玩啊？」一諾不解地撅起嘴巴。

「諾諾，你忘了湉湉當初是怎麼幫你的？當初你不也是獨來獨往誰都不理呀，那時候你什麼感受？將心比心，你覺得湉湉現在是什麼感受？幫不幫她，你決定，畢竟她是你的朋友。只有能分擔痛苦的朋友，才是真正的朋友。」一諾媽媽耐心地啟發道。

「嗯，我也不是不想幫她，只是不知道該怎麼辦。還有，我們自己的事都忙不過來，哪有功夫再幫助別人啊，這事又不是那麼容易搞定的。」一諾遲疑道。

「嘿，這是一個魔術！當我們幫助了湉湉以後，你會發現我們的問題很可能也會迎刃而解，不信你就等著瞧吧！」一諾媽媽神祕地道。

一諾媽來到學校，與梅老師進行了交流。除了一諾，湉湉也是她們不可忽略的交流重點，梅老師也注意到，這兩個孩子近來生分了。小心翼翼地，一諾媽試探著提起湉湉媽媽。誰知她剛開了個頭，梅老師已頻頻點起頭來，看來傳言並不是空穴來風！

「這孩子毀了！」梅老師心情十分沉重，「本來那麼聰明伶俐的一個孩子，現在木呆呆的，你跟她說什麼她都像做夢似的，成績掉得一塌糊塗！」

「她爸爸知道這些嗎？」一諾媽問。

「怎麼不知道呢？大家都急啊！說也說了，哄也哄了，罵也罵了。她爸爸以前那麼疼她，聽說現在都忍不住動手了！可是，沒用！」梅老師直搖頭。

一諾媽媽決定去找湉湉爸。一天清晨，湉湉爸送孩子上學後剛想駕車離開，守在一旁的一諾媽出現了。她逕自打開車門坐到副駕駛座上，眼睛直視著湉湉爸，禮貌性地伸出右手並自報家門道：「你好，我是一諾媽媽，我想跟你談談。我認為湉湉非常需要看心理醫生，咱們不能耽誤了孩子。」

湉湉爸愣在那兒，一時不知接什麼話好。

但他已經聽明白了，他把一諾媽說的每一個字都聽得真真切切。尤其當她提及「心理醫生」時，他的心疼了一下，彷彿被人當胸擊中。啊，這是他最敏感、最痛恨、最忌諱的詞彙！別看湉湉爸平時溫文爾雅，禮貌得像隻綿羊似的，可打湉湉媽出事後，他就聽不得「抑鬱症」、「心理健康」、「心理醫生」這些詞，一聽便翻臉變成暴怒的雄獅——他內心深處有個不能觸碰的點，那是他的雷區！

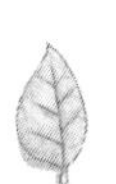

現在一諾媽單刀直入闖了進來，湉湉爸能hold住不發飆嗎？

事後回想這件事，湉湉爸對自己那是相當地佩服，他經常在心裡誇自己：「你這傢伙還真行啊，包容力一流，克制力一流，表現力一流！不愧是成熟的男子漢！」為什麼這麼說？因為那天他居然真的hold住了，不僅沒對一諾媽發飆，還表現得相當有涵養！

自家那點事這位同學家長居然瞭若指掌，湉湉爸覺得太沒面子了，簡直跟赤身裸體站在大街上沒有區別！什麼，她還建議湉湉去看心理醫生？真正豈有此理！不過，考慮到她是孩子同學的家長，而且還氣質高雅、相貌不俗，湉湉爸只得把無名怒火強壓下去。

那天，他先伸手與一諾媽客氣地對握了一下，然後就萬分感謝她對湉湉的關愛；感謝完了，他遺憾地解釋自己此時此刻要趕著上班，很抱歉沒法細聊這件複雜至極的事情；最後，他誠懇地表示下次會主動約請對方，屆時一定好好討教。湉湉爸表現得滴水不漏，他滿心以為這番說詞能把一諾媽應付過去，好讓她馬上下車走人。但他沒有想到，一諾媽是一個執著認真的人。

「放心吧，我可以陪你一路同行直到上班地點，咱們長話短說提高效率就是了。我知道上班人都忙，時間都金貴，所以才特意選擇利用這上班路上。只要你不介意我的『無厘頭』，我都沒問題。」一諾媽媽笑盈盈地道。

話都說到這份上了，湉湉爸還能怎麼著？只能開車走人吧。當時他心裡那個急、那個氣啊！真是「啞巴吃黃連——有苦說不出」！後來他就索性閉嘴了，因為他已沒有興致再應付下去，他只想早點擺脫這不受歡迎的客人，而沉默無疑是最好的送客之道。

他調整了情緒，準備迎接一諾媽的挑戰：人家一見面就把此行的目的挑明了，下面還不得步步緊逼啊？索性發狠翻臉算了，不然這麼糾纏下去有啥意思？湉湉爸暗自做好了決絕的準備。然而他又沒想到，這一路一諾媽談論的主要是自家變故，雖然頗有點現身說法的教育意味，但引人入勝，很有說服力。聽著聽著，湉湉爸漸漸放鬆了對一諾媽的嚴密防範，他容忍並默許她繼續深入雷區了。

「你敢確定自己沒病嗎？反正我有病，至少曾經有病！」一諾媽的坦率讓湉湉爸十分驚訝，可讓他更驚訝的是，她竟忽然盯著他道：「湉湉爸，孩子已經知道媽媽離

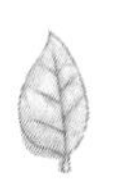
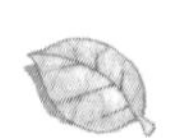

世了，你沒必要再編故事。隱瞞和欺騙只會讓孩子更加受傷！你們必須共同面對這件事！」

湉湉爸彷彿被人兜頭澆了一盆冷水，他徹底醒了。

嫩黃色的牆面，新綠色的沙發，乳白色的桌椅，馬博士的心理諮詢室顯得清新怡人。牆角站著漂亮的植物，案頭擺著可愛的盆栽，空中飄著舒緩的音樂，還有一股若有若無的薰衣草的清香，湉湉一走進這個房間便有一種舒服的感覺。馬博士本人也讓湉湉很舒服，她看上去不像個醫生，倒像個親切的鄰居阿姨，因為她不穿白大褂、不板著面孔，講話像嘮家常似的，非常善解人意。

湉湉爸對馬博士的親和力也十分讚賞。在一諾媽的介紹下，他先慕名前來實地考察過兩回。馬博士的兩句話讓湉湉爸認定了她，馬博士說：「強迫症、焦慮症、抑鬱症、人格障礙、精神分裂……不管罹患哪種心理疾病，當事人都是非常痛苦的。我們只有深深理解、接納病人，才能夠真正關心、幫助他們。」「別以為孩子天真爛漫，他們對心理疾病就具有天生的免疫力。我們都是從孩子過來的，我們今天的不幸無一不與童年有關。」

「啊，湉湉來了！歡迎！」馬博士熱情地走上前來，握住湉湉的手。馬博士拉著湉湉在沙發上坐下，給她端來糖果、泡了奶茶，然後輕聲細語地與她聊天。湉湉給馬博士打了很高的印象分，但即便如此，她也老半天不肯開口，直到一隻又肥又大黑白兩色的貓咪跳到她膝上。

「哇，好肥的貓啊！」湉湉的眼睛亮了，嘴角還浮出了笑容。她小心伸出手，試探著去摸肥貓。沒想到這肥貓嗲得不行，不待她示意，早「喵喵」地把貓頭湊過來，同時一個勁地往她懷裡鑽。湉湉被蹭得癢癢的，忍不住咯咯笑出聲來。

馬博士趕緊柔聲低斥：「嘿，妞妞，太不像話了啊！這可不像是淑女哦！」

湉湉一把攬貓入懷：「沒關係沒關係！我就喜歡貓，我家還養了兩隻呢。這隻貓挺乖的不是嗎？牠的毛好順滑啊！還養得這麼肥！」

馬博士笑了：「你也喜歡貓啊？那就好，我還擔心牠不知輕重會得罪你呢。放心吧，妞妞脾氣特別溫順，你想怎麼揉就怎麼搓，她都不會生氣的！至於這體重嘛，是抱歉了點。你說她整天除了吃就是睡，心情還好得不行，能不心寬體胖嗎？稍微克扣一點貓糧都不依不饒，非喵得你給她補齊不可……」

湉湉哪裡知道，這隻名叫「妞妞」的貓可不是一隻普通的貓，她相當於馬博士的醫學助手呢。寵物是人的忠實伴侶，牠能幫助人們舒緩情緒、建立關係，有利於各種心理疾病的康復治療。貓咪成了馬博士打開湉湉心靈寶庫的密碼，下面的進展就順利多了。

一週一次，馬博士對湉湉父女倆進行心理疏導。她為他們制定了詳盡的「療傷計畫」，父親與女兒分別對待。湉湉爸是個很理智的人，他只要明白道理就一定努力去做，馬博士與他的對話效率很高。

「你是個非常勇敢、非常果斷、非常能幹的父親，你對孩子的愛感天動地！只可惜，你犯了一個致命的錯誤：逃避！」馬博士聲音輕柔，語氣肯定。

「逃避？沒有啊，我一直在積極面對啊！」湉湉爸急於解釋。

「你換了房子、換了工作，這是在逃避原來的環境和狀態；你給孩子編織美麗的謊言，這是在逃避真相帶來的壓力；你明知謊言已經戳破，還不願意正視現實，這是在逃避不可預知的未來。你的出發點無疑都是好的，可結果往往適得其反。」馬博士歎息道。

「我，我只是想盡力保護孩子。有一部小說你也許知道？講父子倆被送進納粹集中營，父親哄騙兒子說這是一場大型遊戲，只要你遵守規則最終定會贏得大獎。兒子信以為真，竟在人間地獄過得開開心心……」湉湉爸說的是一部世界名著，一個愛的寓言。

「《美麗新世界》。嗯，我也很喜歡這部作品。那是一個偉大的父親。你也是一個偉大的父親。俗話說：『真理多一步就是謬誤。』我並不贊成把血淋淋的傷口展示給孩子，但我也不贊成假裝傷口不存在，甚至故意隱藏、遮蔽傷口。『此地無銀三百兩』、『皇帝的新裝』，說的都是弄巧成拙的故事不是嗎？」馬博士微笑道。

不過事已至此，馬博士也並不同意直接攤牌，她的建議是因勢利導。經過幾次門診，馬博士發現湉湉當下的沉默、封閉、自虐、冷漠，正是其心靈受創的典型表現。馬博士認為，孩子心智不成熟，無法正確認識死亡、理解情感，湉湉會把媽媽去世的責任歸咎於自己，以為是自己不夠聽話、不夠出色讓媽媽失望了，或者乾脆以為就是自己累死了媽媽。當這種自責過於沉重，讓她承受不起時，她又可能轉而憎恨媽媽拋棄了自己……

馬博士的分析聽得湉湉爸心亂如麻，他從來沒想過小孩子的心裡也會塞滿垃圾。可憐的孩子啊，這到底是誰的錯？我們該怎麼辦呢？

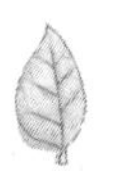

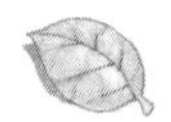

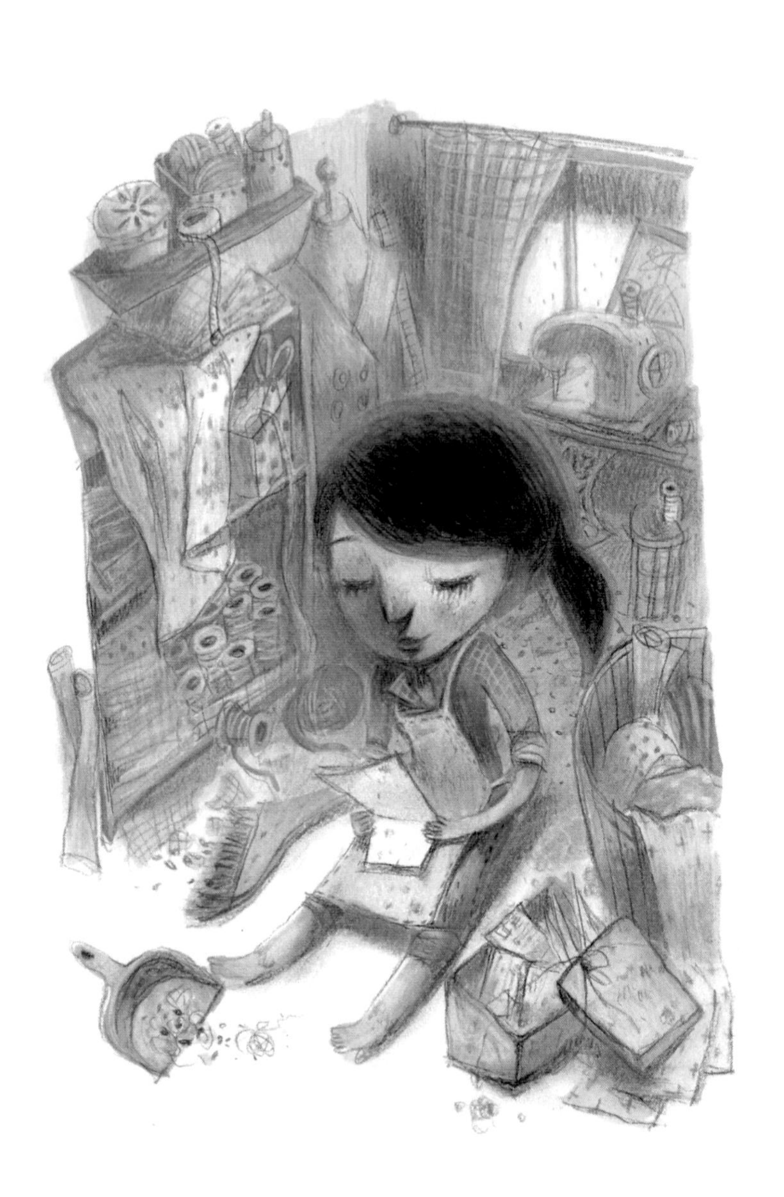

11外婆的禮物

湉湉外公最近又病重了。北京、上海四處求診無果後，老人堅決要求回家靜養，除了吃藥，拒絕接受任何其他治療。湉湉爸聞訊急忙抽空趕去探望，他發現老兩口雖然面容憔悴，精神卻要比預期得要好得多，似乎已經從喪女的悲痛中解脫出來了——真不簡單啊！

「坐，快坐！湉湉還好吧？她爺爺奶奶都好吧？」

湉湉外婆非常消瘦，鬢髮蒙著一層霜白，看上去讓人心疼。她殷勤招呼著湉湉爸，端上了熱騰騰的茶。湉湉爸發現家裡收拾得井井有條，甚至比以前更加潔淨，幾乎沒有什麼多餘的東西。牆上一張放大的全家福格外醒目，那是一張很多年前的照片，照片上的外公外婆都一頭烏髮，照片上的湉湉媽還是個中學生，紮著兩根硬梆梆的短辮子。

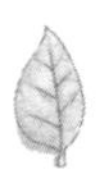

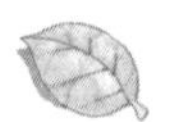

湉湉爸對著那個中學生盯了很久，才向二老一一彙報了近況：湉湉長高了、懂事了，成績如何如何好；父母身體如何康健，全家如何沒病沒災；新房子如何寬敞漂亮，新工作如何省心自在……反正報喜不報憂，淨撿那好聽順耳的事情說就是了。兩位老人能闖過這許多關卡不容易，哪能再給他們增添新的煩惱？

唉，沒有人喜歡謊言，可我們經常又離不開謊言，當我們滿懷愛意地說出一番謊言時，我們無非是想更好地守護親人。湉湉爸一向認為，直面真相需要非凡的勇氣、卓越的能力，而且這是年富力強的成年人該承擔的，與老人孩子無關。所以，他總是把老人、孩子保護進象牙塔，讓他們能快樂一天就快樂一天。

湉湉爸一邊說，一邊觀察著二老的表情。嘿，也不知二老是真相信了，還是不想戳破湉湉爸的謊言，他們頻頻點著頭，臉上還掛著淡淡的微笑。

等湉湉爸的彙報告一段落，外公微笑著開口道：「你們能平平安安就好！我這輩子眼看也快到頭了，以後也幫不了你們的忙，一切只能靠你們自己！」

外公話鋒一轉，很快就回到沉重的自我反省主題上。他說回想一生走過的路、做過的事，最後悔當初逼孩子太甚：孩子好了還想更好，分數高了還想更高。為了人前人後有面子，有意無意地逼孩子衝名牌大學、找體面工作、掙大把鈔票……最後活生生把孩子逼死了！外公勸告湉湉爸一定要知足常樂、量力而行，千萬不要再逼湉湉了！

湉湉爸趕緊解圍：「您何苦這麼說？要說責任，肯定是在我們自己身上，畢竟我們都成年人了。求您老千萬別再糾纏往事，咱們還是一起向前看吧！」

外公仍舊微笑著，臉上沒有太多的傷感：「向前看？前方等待我的是什麼？嗨，別以為我不行了，淨說一些讓你們不開心的喪氣話——不是這樣的。生病這段日子我沒幹別的，就忙著反思了。思前想後，我發現丫頭自殺這事挺複雜的，我們每個人恐怕都有責任，包括丫頭自己……可憐的丫頭！她壓力太大了！」

外婆歎息道：「我就一直想不明白，要說吃苦，我們這輩子吃的苦可不比你們多多了？當年是經常吃了上頓沒下頓，還老擔心政治上出錯，哪個壓力小啊，我們不照樣活得好好的？看你爸，退休的清福還沒享上，又攤上這大病。怎麼辦？還不得活一天是一天？丫頭她憑什麼抑鬱啊？唉！」

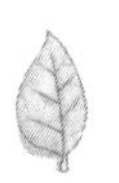

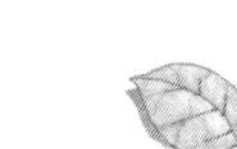

湉湉爸沉默了一會兒，說道：「爸，媽，我們不能再陷在這事裡了！再陷下去，我們都會把自己逼上絕路的！說實話，對您二老我並不擔心，我相信你們有足夠的人生智慧走出困境，事實上你們也的確走出來了。我最擔心的是湉湉，我不希望她心裡有任何陰影，所以我對她一直迴避這件事，可現在湉湉似乎已經猜到了……」

外婆趕緊表態道：「她爸，別刻意瞞著孩子！孩子猜到就猜到吧，這也是遲早的，什麼祕密還能瞞上一輩子？別以為孩子什麼都不懂，其實孩子有時候比大人還聰明呢，他們是通天的。她爸，讓湉湉放假過來住一陣子吧，她爺爺說走就走，這日子數得過來了。另外，我還有禮物要送給湉湉呢……」

住一陣子？讓一個情緒極不穩定的孩子和一個病危將逝的老人住一陣子？外婆的提議嚇了湉湉爸一跳，怎麼想起來的？誰出的好主意？湉湉爸條件反射地想拒絕，可他實在開不了這個口。

外婆的要求過分嗎？一點都不！你想想，一個來日無多的老人想和自家的孩子相依相伴，讓殘破的生命多一點溫暖、多一點亮色，這是太正常不過的願望，非常值得尊重。可是可是，會不會發生什麼預料不到的事情？比如老人看到孩子形單影隻會觸景生情，比如孩子看到老人生命枯萎會心生恐懼……湉湉爸覺得這裡面的風險太大了！

外婆看出了湉湉爸的猶豫，她當即表示已經對這個提議考慮很久，方方面面都做了充分準備。她再三強調沒別的意思，就是想接孩子回來住住，好久不見太想她了。外婆這麼說著，語氣裡帶著明顯的討好意思，見湉湉爸不回答，又趕緊補充他們去看湉湉也行。「畢竟孩子現在上學了，主意也多了，萬一不肯來也不好強求。」

外婆說話時，外公就那麼在旁邊默默坐著，眼睛淡然地望著窗外，彷彿並不在意屋內的對話。可湉湉爸百分之一百地知道，外公的耳朵一直豎著呢。他能讓兩位老人失望嗎？

「這也許是個契機，能幫助湉湉自然而然地接受現實。孩子和老人互相分擔失去親人的痛苦，他們也許會在共情中獲得力量。」馬博士的安慰讓湉湉爸鬆了口氣。

不過，馬博士也認為湉湉爸的擔心不無道理。這件事功德圓滿需要前提，如果哪個環節出現差錯，很可能會弄巧成拙，讓結果難以收拾。馬博士還強調，必須先徵求湉湉

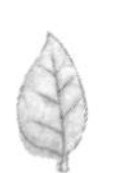

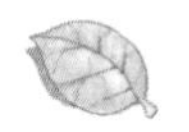

的意見，只有湉湉願意用心陪伴老人，他們在一起才有意義。

「反正離放假還早，我們走一步看一步吧，也許最後水到渠成，會有想像不到的驚喜等在後面呢！」馬博士笑道。

馬博士的樂觀可不是盲目的，因為她真真切切看到了湉湉的變化，她無比堅定地相信：從前那個活潑愛笑的湉湉一定會回來的！是的，湉湉來一次就變化一次。現在這孩子已完全接納了馬博士，每個星期都盼著到這個溫馨小屋來。聽著音樂，喝著奶茶，抱著好脾氣的妞妞和馬博士聊聊天，什麼煩惱都會煙消雲散啊！

湉湉在馬博士面前特別放鬆。她發現不管自己說什麼，馬博士都會微笑著認真傾聽，從來不會無緣無故打斷，更不會冷嘲熱諷讓她不敢繼續。每每看著馬博士專注的神情，湉湉都會覺得自己是世界上最重要的那個人，不然馬博士怎麼那麼喜歡聽自己說話呢？有時候湉湉什麼也不想說，就想抱著妞妞玩一會兒，馬博士也就由著她跟貓咪低聲私語，自己該幹什麼幹什麼。和妞妞玩夠了想走了，湉湉打聲招呼說走就走，馬博士從不會多加挽留。

馬博士像醫生嗎？不像！醫生穿著白大褂、戴著白口罩，冷冰冰，兇巴巴，看著就讓人害怕，湉湉可不喜歡醫生了。馬博士像老師嗎？不像！老師動不動就教訓人，拿那些老掉牙的道理吆三喝四，一副全世界孩子都對不起他的樣子，馬博士可不像老師。馬博士像媽媽嗎？不像！媽媽的脾氣忽冷忽熱，好起來好得不像樣子，發起火來又完全失去控制，而且媽媽總對孩子期望太高，孩子沒有一個不累的。馬博士像爸爸？像校長？還是像阿姨？……不，馬博士不像他們中的任何一個，她像他們的全部！

「哈，謝謝湉湉！原來我這麼完美啊！」有一次，當湉湉忍不住把這種感覺告訴馬博士時，馬博士立刻誇張地感歎起來。

「嗯，你就是這樣子的。」湉湉狠狠地點點頭，以示確認。

馬博士蹙起眉頭：「可是，可是我自己卻經常不滿意哎。你看哦，人家醫生藥到病除，沒有病人不對醫生感恩戴德的；人家老師桃李滿天下，沒有學生不對老師笑臉相迎的。更不用說父母了，父母把孩子哺養成人，那是多麼大的成就感啊，更何況其中的天倫之樂無可比擬呢！我辛苦付出那麼多，最終會得到什麼呢？」

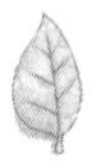

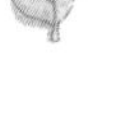

湉湉站起身，給了馬博士一個大大的擁抱，並在她耳邊悄悄說：「你會得到這個！」

馬博士心頭一顫，不由緊緊回抱住湉湉，可她嘴上卻故意說：「可是，可是我還是不滿意呀。你看你，長得那麼可愛，白白胖胖的，又聰明又伶俐；我呢，又瘦又黃，一點都不好看，而且除了心理諮詢什麼都不會。你外面有爸爸掙錢，家裡有爺爺奶奶操持，什麼都不用煩；我呢，我得自己工作維生不說，勞累一天下班回家，還得再忙那許多家務……我好羨慕你啊，湉湉！」

這下湉湉不幹了：「羨慕我？我還值得羨慕？世上沒有人比我更倒楣了！」

馬博士不再表演，她望著湉湉的眼睛正色道：「湉湉，你怎麼不值得羨慕？難道我剛才說的不是事實嗎？你是不是很可愛？你是不是很聰明？你的親人是不是很愛你，他們是不是願意為你擋風遮雨承擔一切煩惱？到底是不是，請你仔細想想再回答我。」

就在湉湉將悟未悟的時候，馬博士又透露了一個小祕密：原來馬博士從小沒有父母，是個棄嬰，多虧養父母悉心照料，才一步步走到今天。湉湉被震撼了，沒想到馬博士的身世比自己慘多了！她忽然想起奶奶經常抱怨她的一句話：「真是生在福中不知福哦！」

馬博士教湉湉玩一個遊戲——幸福訓練。她送湉湉一本漂亮的冊子，讓湉湉一天三次記錄自己的幸福感受。馬博士告訴湉湉，爸爸也正在進行同樣的遊戲，他們父女倆可以私下PK，還可以製張表格貼在牆上，帶領全家人、帶領全班級一起玩。

遊戲方法如下：中午休息時，請你花分把鐘想一想，上午是否有讓你感覺幸福的事情？比如早餐很好吃、天氣不冷不熱、穿了一件好看的衣服、被老師表揚了……不管事情是大是小，只要你感覺幸福，有一件你就畫一個笑臉，否則就畫一個哭臉或畫一個平淡的臉。一天結束，請你再對全天進行評價，看看你今天是否幸福。一週結束再評價一週，如此類推。一個月下來，讓我們看看到底幸福的事情多，還是不幸的事情多？

湉湉如法炮製，他們家的幸福指數開始飆升起來。這麼著堅持了一陣子，一家人都發現，生活中可圈可點的內容還真不少呢！比如奶奶買到了農民家養的土雞，毛色油亮，精神十足，她為此高興得一天沒住嘴；比如爺爺出門遇到個老鄉，兩人用家鄉話聊得剎不住車，爺爺好些天幸福得鬍子直顫；比如爸爸平時回家總要路堵，今兒卻一路綠燈通行無阻，他樂得晚上多喝了兩杯酒……至於湉湉，亮點那就更多了，差不多每天都能畫張笑臉！

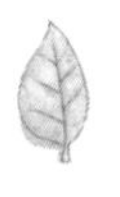
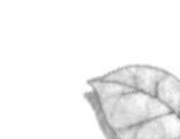

又一個暑假即將到來，外婆打來電話正式邀請湉湉。爸爸擔心湉湉不樂意去，可沒想到湉湉竟爽快地答應了：「好啊，我都好久沒見外公外婆了，正想他們呢。」

爸爸點點頭：「那好，一放假就送你過去，想住多久住多久。不想住了，一個電話，爸爸立刻就去接你。」

湉湉想了想，問爸爸：「先到外婆家住些天，然後再去姑姑家住些天好不好？我跟壯壯哥約好的，姑姑說只要壯壯哥成績好，就帶我們一起去北京。」

爸爸笑了：「喲，兩個小傢伙安排得不錯嘛！行，就依你們！反正想回來一個電話！」

奶奶也笑了：「好，那我和你爺爺也放個假。我們正好回老家看看，有一陣子沒回去了，家裡不知啥樣了。」

湉湉忽然想起了什麼：「都走了，花花和點點怎麼辦？嗳，有了！我把牠們帶到外公外婆那邊吧！貓咪是最好的夥伴，外公外婆一定會開心的，我再勸他們多養幾隻貓怎麼樣？」

大家都覺得這主意很讚，這事就這麼定下來了。

話雖說得輕鬆，爸爸的心裡實際上還是揪得緊緊的。他私下給外公外婆打了無數個電話，但凡想到得的問題都提前與他們溝通到位，比如老人看到湉湉會不會過於激動？能不能跟湉湉談論媽媽？怎麼解釋外公即將離世這件事？這些都算是大事。還有很多很多的小事：要督促湉湉寫作業，要生活有規律、不勞累，要注意安全、保持聯繫等等等等。

這段時間，爸爸還給外公郵寄了不少慰問品，除了一些食品、藥材，還包括不少碟片和書籍。爸爸希望那些喜劇、相聲、音樂、故事能減輕外公的痛苦，讓老人家不多的日子過得愉快些，再愉快些。這些東西能起多大作用？爸爸也不好說，但外公每次收到東西都特別高興，隔著電話也能感染到千里之外！是的，外公很坦然、很堅強、很淡定，外婆雖然有些淒苦，但骨子裡也毫不遜色，他們總是說「你放心吧」、「我們明白」、「我們能行」。

爸爸終於慢慢地放起心來。

外公外婆家住在一個老舊的縣委大院裡，一幢四五層高的樓房，一套七八十平米的

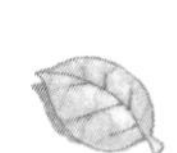

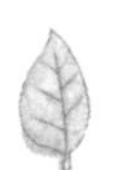

居室。很多很多年前，那樣的院落，那樣的住房，在小縣城是絕對地讓人眼紅的。可現在時過境遷了，大院竟處處散發出沒落的氣息，連那過於密集的樹木似乎都顯得相當地不合時宜，因為它們太樸拙，太沒有造型了。

外公愛擺弄花草，外婆愛收拾房間。他們閒來沒事，就喜歡一個屋裡、一個屋外地忙活。難為外公的巧手，他竟然在陽臺上建立起一個綠色王國。這王國一到夏天可熱鬧了！絲瓜、牽牛花藤藤蔓蔓地爬滿支架，這花朵與瓜瓜果果們擠擠挨挨，彷彿爭相炫耀自己的能耐似的。湉湉依稀還記得，小時候有一次在陽臺上玩，玩著玩著就睡著了。睡夢中，湉湉變成了一朵牽牛花，與旁邊的絲瓜花成了好朋友——呵，那真是一個甜美浪漫的夢啊！

當湉湉「哼哧哼哧」拖著貓籠子踏進家門時，外婆差點沒樂趴下。外婆本來還醞釀了點酸楚的情緒，以為見了湉湉會忍不住傷心落淚的，可現在看見她這副模樣，哪裡還酸楚得起來？唉，孩子就是孩子啊！外婆哭笑不得地直搖頭。

外婆問：「湉湉，你把貓帶來做什麼呀？」

湉湉一頭熱汗來不及擦，氣喘吁吁地回答：「帶來陪你們玩啊。」

將貓籠子丟在門口，湉湉二話不說直奔陽臺，她想看看牽牛花和絲瓜花還在不在。一進臥室門湉湉就大叫起來：「哇哦——！」怎麼著？外公居然把綠色王國拓展到了臥室！只見牽牛花、絲瓜花們一個個伸頭探腦，恨不得要把湉湉的路攔住的樣子。這下可好了，以後臥室就是花園了，湉湉樂得直拍巴掌！

兩隻貓在籠子裡緊張得「喵嗚」亂叫，湉湉聽見了，趕緊轉回籠邊安慰牠們道：「放心吧，這是到外婆家了，跟在自己家是一樣的！嗨，沒人要把你們做成貓肉，別這麼緊張好不好？丟不丟人啊！」剛這麼說完，湉湉又擔心貓咪在籠子裡憋久了，有大小便需要解決，或者是餓了渴了需要吃喝。她馬上招呼外婆幫忙準備貓糧貓砂和水，幾個命令一下，外婆立馬被指揮得團團轉。

外公在一旁樂得合不上嘴，家裡很久沒有這樣熱鬧了，真像過節一樣！

爸爸也在一旁默默觀察著，他覺得這樣的開場很好，接下來的暑假應該不會差。

接下來，接下來怎麼樣呢？接下來湉湉在外公外婆家足足待了兩個月，遠遠超過了原先的計畫！

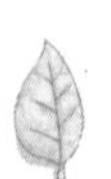

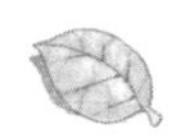

每一天都極其相似：清晨五六點鐘，窗外的鳥兒先醒了，一個個在枝頭嘰嘰喳喳吵個不歇。兩隻家貓隨即躍到窗臺上，癡呆呆地望著窗外的鳥兒，嘴角張張合合地發出「喵喵」的顫音，口水拖得長長的。牠們的動靜太大了，終於把酣睡的湉湉吵醒，於是一天就這樣開始了。早飯，外婆總要變出許多花樣，有時是新熬的綠豆大米粥，有時是剛包的菜肉小餛飩，有時是才做的芒果西米露，還有時是起大早買來的小籠湯包、千層糕、熱火燒。

吃完早飯，祖孫仨便趁著早涼出去溜彎，外公喜歡帶他們到離家不遠的黃河故道。在茂密的雜樹林裡，迎著清涼的河風，外公喜歡坐在一個老樹樁上吹奏他的柳葉琴，外婆則喜歡用隨手撿到的枝條給湉湉編動物編玩具。太陽升高了，河風升溫了，他們手牽手唱著兒歌一塊回家。然後，外婆鑽進廚房開始忙中飯了。外公把湉湉趕進屋寫作業，自己一個人留在客廳沙發上，歇好半天才能緩過神來。這時候，花花和點點往往會湊過來，乖巧地趴在外公腿上，輕輕打著小呼嚕。

午飯後午睡，家裡異常安靜。人睡了，貓睡了，花兒也睡了。兩三點鐘醒來，總有冰鎮的西瓜或綠豆湯在等著湉湉。吃完喝完，到了湉湉給外公外婆講故事的時間。外公說聽湉湉講故事他最享受了，每次他都要用答錄機錄下來，準備以後湉湉不在的時候再聽。有時候湉湉講不出來新故事，就由外婆來講這個家的舊故事。外婆說從前沒有樓房、沒有電話、沒有私家車，從前住很小很小的房子，從前逢年過節才能吃上肉……這樣的故事湉湉聽得眼睛都不帶眨的。

晚飯後，湉湉或看電視或看書或寫作業，外公照料綠色王國，外婆照料兩隻貓咪。外婆擔心貓咪光吃貓糧營養不良，總想方設法為牠們燒飯，於是這兩個傢伙樂得大飽口福，越發吃得肚兒滾圓。晚上下班後，姨媽們也會時不時地過來探望，她們發現老老小小都過得不錯，於是各自放心。到了晚上九十點鐘，美妙的睡覺時間到了！外公可真會玩，他在綠色王國安裝了五彩霓虹燈，星星點點的彩燈在植物間閃閃耀耀，彷彿天上的銀河落到了自己身邊！湉湉躺在外公外婆中間，抱著貓咪，看著彩燈，聽著故事，那滋味就不用說了！

湉湉到外婆家的當天晚上，外婆在她洗完澡後，幫她找出一條舊衣裙換上。那是一條藍底粉花的棉布連衣裙，泡泡袖，蝴蝶結，看起來非常可愛，湉湉一穿就捨不得脫

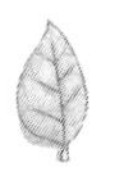

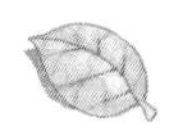

了。湉湉穿著裙子轉著圈圈，高興地問外婆這裙子是哪來的。外婆親了她一口，淡淡地回答：「這是你媽媽小時候的。」

這是外婆第一次提到逝去的媽媽。當時湉湉一聲沒吭，只是伸手悄悄摩挲著裙子。第二天，她再也不肯穿那條裙子了。後來，外婆常會有意無意地說到媽媽。梳辮子的時候，外婆說：「你媽媽小時候可想留長頭髮紮辮子了，可惜那時候外婆沒工夫幫她梳，逼得她只能剪短髮。」綠豆湯燒好了，外婆說：「你媽媽小時候最愛喝冷鎮綠豆湯了，可惜那時候沒有冰箱，只能早上燒了放涼了再喝。」冰淇淋買回來了，外婆說：「你媽媽小時候就愛吃這個口味，可惜那時候錢太少，老捨不得買給孩子們吃。」電視裡放電視劇《西遊記》了，外婆又說：「你媽媽小時候每年都要看一遍。也奇怪了，年年看也看不夠的。」外婆說這些話時十分注意湉湉的反應。還好，湉湉好像並不排斥，但外婆也不敢把話題再往深處引領了。

牆上掛著的那張全家福十分醒目，湉湉有時會盯著照片出神。外婆看見了，就想趁機逗她說這個話題。「湉湉，左邊那個是你媽媽。那時候她才上高中，大概十五六歲吧。你看你長得像不像她？」外婆的問題拋出，湉湉卻不並接茬，她就當沒聽見似的把頭一低，或者乾脆走開去。這時候外公便會朝外婆使眼色，讓她暫停。終於有一次，花花走過來，外婆抱起花花說：「湉湉，你媽媽小時候也喜歡貓。家裡以前養過一隻虎斑貓叫『虎子』，你媽她們疼貓疼得不行，睡覺都要搶著抱貓進被窩，把貓咪慣得不知好歹。後來，虎子走丟了。我們全家人出去到處找啊找啊，找了好幾天也沒找著，把你媽哭得眼睛腫得哦……」

關於貓的話題湉湉從來不會拒絕，她立刻接過話頭說媽媽以前也常提及虎子。她問外婆：「虎子乖嗎，後來家裡為什麼不再養一隻貓呢？」祖孫倆談貓談了個把小時，貓再一次成為打開湉湉心扉的密碼。

外公大熱天也穿一身長袖長褲，還經常吞服大把大把的藥片，湉湉看了好奇怪。湉湉問：「外公，你不嫌熱嗎？你怎麼要吃那麼多藥呢？」

外公回答：「外公老了，外公病了，外公活不了多久了。」

湉湉不信：「外公你不是活得好好的嗎？你的病吃藥治不好嗎？」

外公回答：「外公的病很重很重，吃藥只能減輕痛苦，否則外公會疼得直哭的。」

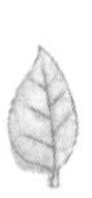
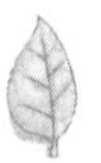

湉湉沉默了一會，又問：「外公，你會死嗎？」

外公回答：「人都會死啊！貓貓狗狗也會死，花花草草也會死，外公只不過是先走一步！這就像咱們乘公交、乘火車，同樣一趟車，有人先上，有人後上，到站了一個個陸續下車，還有新人再上來——就這麼回事吧。」

湉湉問：「死是什麼呢？外公，你怕死嗎？」

外公回答：「外公一開始也怕死，後來慢慢熟悉了死，就不害怕了，這跟交朋友是一個道理不是嗎？要問死是什麼，咱先得明白生是什麼。如果生是開頭，死就是結尾。我們說文章要有頭有尾，樂曲要有始有終，人生就是一篇文章、一首樂曲啊！」

湉湉問：「外公，你死後會遇見媽媽嗎？」

外公回答：「肯定會啊！你看，有你媽媽在那兒等著外公，外公還怕死嗎？湉湉要記住，外公死後可不許哭哦，外公最不喜歡眼淚了！外公這一輩子活得盡心盡力，酸甜苦辣該嚐的都嚐了，也值了！外公最後要平平靜靜、開開心心地下車，湉湉，可以嗎？」

湉湉不說話，她依偎到外公身邊，久久地擁抱著他。外公也默默擁抱著湉湉，他閉著眼，輕輕拍打湉湉的背，像小時候哄她睡覺一樣。外公以為這番說詞能讓湉湉釋然，可過了一會兒，他發現一串淚珠從湉湉的眼角滾落下來。外公不由得把湉湉抱得更緊了些。

湉湉輕輕說：「外公，我會想你的……」

外公回答：「孩子，外公現在還在呢，外公現在正抱著你呢。就算外公不在了，外公的愛也會陪伴著你，就像媽媽的愛永遠在你身邊一樣。」

湉湉搖搖頭：「媽媽不愛我了，媽媽不要我了。肯定是我不乖，讓她生氣了。」

外公回答：「不，孩子。你媽媽她也是生病了，而且是很重很重的病。她的死與你無關，你是個好孩子明白嗎？等哪一天外公見到你媽媽，外公會跟她談談這件事。你媽媽當時要是不發病，哪捨得丟下你呢？」

忽然，湉湉「哇」的一聲哭出聲來。她把頭埋進外公懷裡，雙手緊緊抓住外公，指甲狠狠地摳進了他的皮肉。囤積已久的洪水終於一泄千里了，外公激動得淚光閃閃！

這是媽媽去世後，第一次有人與湉湉正面談論媽媽。她有太多太多的心結藏在心裡，她等這一天等了太久太久！

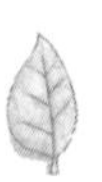

湉湉找外婆要回那條藍底粉花的裙子，她穿上裙子對著鏡子左照右照。外婆恍惚間彷彿看到若干年前的女兒，也是這樣在鏡子前左照右照的。

「外婆，媽媽小時候就像我這樣子嗎？」

「嗯嗯，這條裙子是你媽媽有一年過生日別人送的禮物，你媽媽喜歡得不得了，一直小心收藏著。湉湉，你穿這條裙子比你媽媽小時候還漂亮、還可愛！」

「外婆，媽媽還有其他小時候的衣服留著嗎？我都想穿。」

外婆抱歉地搖搖頭，說大部分衣服都是二姨三姨接著穿，差不多都穿爛了。「不過外婆還為你準備了一份特別的禮物，到了該送給你的時候了。」外婆說著便從屋裡捧出一隻文件箱。打開文件箱，湉湉看到很多媽媽兒時的物品，有相冊、獎狀、日記、作文本、舊娃娃、文具盒，甚至還有一條媽媽親手編織的絨線圍巾。

「湉湉，你媽媽走得太匆忙了，你別怪她了好嗎？她不是故意的。」外婆一臉慈祥地翻撿著這些物品，「外婆知道，在湉湉眼裡媽媽無所不能，是把可以擋風遮雨的大傘。可在外婆的眼裡呀，你媽媽總也長不大，還是個會出問題的孩子。果不其然，她最後還是出了問題，出了外公外婆也幫不上忙的大問題。你媽媽不是不想陪你再走一段，只是她實在走不下去了。湉湉，你就原諒她吧！我們每個人都會犯錯的！」

湉湉點點頭：「我不怪媽媽，媽媽肯定太難了。」

「這些東西外婆本來想一直收藏下去的，沒事的時候翻翻看看，還能回憶回憶過去的事情。不過現在外婆覺得，你媽媽的東西還是由你收藏更好。外婆老了，外婆經歷的事情太多太多，都回憶不過來了，呵呵。」

「外婆，我也送你一件禮物好嗎？我想把點點留給你和外公，牠可是一隻好貓！有了牠，你們就不寂寞了！」

外婆笑著伸出手與湉湉對擊了一下：「好，成交！」

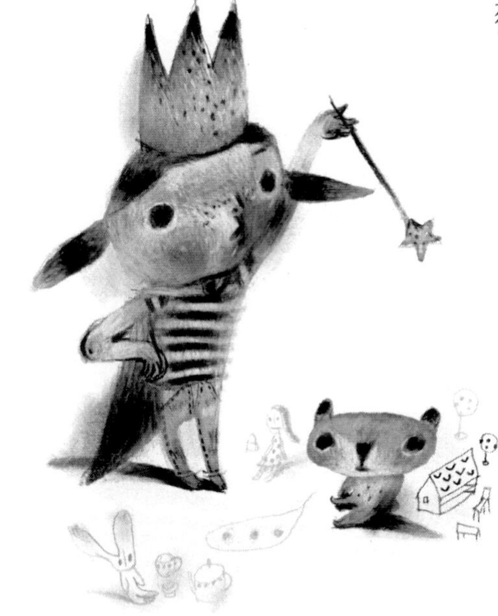

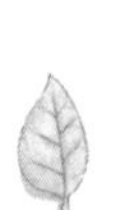

12 不說再見

再見湉湉，爸爸發現女兒長大了不少，不僅個頭躥了有五六釐米，臉上的稚氣似乎也減退了兩三分，這才短短一個暑假啊！

「寶貝，想死爸爸了！這下爸爸可知道了，一個孩子根本不夠用。你看你陪外公外婆過暑假，爸爸只能孤苦伶仃一個人哦，不再生一個孩子能行嘛！」爸爸一見面就只顧開玩笑，一不留神把「再生一個」的話都說出來了，真要命！

不料，湉湉一點沒生氣，反而也開玩笑道：「行哎，反正爸爸現在也沒老婆，再找一個老婆再生一個孩子也正常。」

爸爸不敢相信自己的耳朵：「湉湉，這話是你說的？憑什麼說爸爸沒老婆？」

湉湉拍拍爸爸的臉頰：「行啦，小可愛，別裝啦！」

爸爸像洩了氣的皮球，一下子恢復到常態，他仔細端詳著湉湉道：「孩子，你長大了！不過你放心，以後爸爸的生活會聽你安排，你說了算！剛才玩笑開大了，爸爸道歉！爸爸有你一個寶貝足夠了！」

湉湉卻道：「也不全是玩笑啊，我說的可是實實在在的。外婆說了，男人沒有老婆不行，她說你遲早還會再婚的，讓我不要反對。」

爸爸顯得很尷尬，他不習慣這樣與女兒說話，更何況是關於這樣的主題。他其實知道女兒已經瞭解了一切，外公外婆在電話裡都即時告知了，爸爸對女兒的情況早就瞭若指掌，但他還得回到那個起點，因為只有回到起點才能重新開始。

「你都知道了。」爸爸這樣開場道，「請原諒爸爸一直沒跟你說這件事，爸爸捨不得讓你受傷。爸爸想，等寶貝長大些再說吧，等寶貝長大些，她自然會理解更多的事情，到那時她就不會那麼難過了。」

「爸爸，那你自己不難過嗎？」

「怎麼不難過呢？爸爸也是血肉之身啊！可光難過有什麼用呢？總不至於再把自己

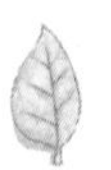

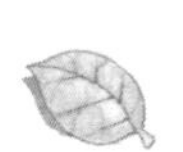

難過死吧，爸爸還要為了你、為了爺爺奶奶好好活下去呢！」

「媽媽到底怎麼了？她為什麼要離開我們呢？」

「答案將永遠是個謎。爸爸只能猜想，媽媽她大概是受不了抑鬱症的折磨了。活著只能讓她更加痛苦，她不得不選擇死。你媽媽是個認真的人，我想她已經努力過了。寶貝，你不覺得媽媽她是救了我們嗎？她提醒我們，生命真的很短暫、很珍貴，千萬別以為『明日復明日，明日何其多』，時光可以任我們揮霍。她還提醒我們要好好愛惜自己，照顧好自己的身體和心靈。我們只有先愛惜好自己，才有可能再愛惜別人啊！還有，生命的成長是一個持續的過程。以前爸爸也以為，我們長到十八歲就算完成任務了。現在才明白，原來我們整個一生都是用來成長的，原來我們活一天就要成長一天……」

又開學了，梅老師新學期伊始重點策畫了一系列主題班會，她要帶領全班同學共同探討「什麼是幸福」、「如何關愛生命」等大問題。毛孩子討論「幸福」、「生命」是不是有些有力過猛？梅老師本來也以為小孩子只要純真快樂就好，用不著灌輸他們許多觀念，過於宏大的話題尤其不適宜，可頻頻發生的低幼兒童自殺事件顛覆了她的想法。

這不，暑假期間又有一個四川孩子因和父母吵嘴跳樓自殺，梅老師覺得一刻都不能再等下去了。

現在的教育都怎麼了？現在的孩子都怎麼了？作業太多，自殺！批評過嚴，自殺！考試沒考好，自殺！物質欲沒滿足，自殺！自尊心受傷害，自殺！……難道生命就這麼輕賤，就這麼不值得尊重嗎？梅老師心情異常沉重，她決定組織全班同學進行大討論：老師、家長和孩子誰對誰錯？面對挫折我該怎麼辦？我該如何珍愛我的生命？

為開好班會，梅老師先請同學們回去瞭解母親孕育自己的艱辛。不少孩子這才知道，原來一個寶寶誕生人世並不容易！張媽媽說，當年懷孕她每個月要飛兩次北京，為只為必須打一種價格昂貴的針，否則她的寶寶就不容易安胎；李媽媽說，也不知道什麼原因她一直懷不上孩子，後來看了多少醫生，吃了多少苦頭，才盼星星盼月亮盼來現在這個寶貝；王媽媽說，她的習慣性流產已成痼疾，簡直連床都不敢下，最後為保胎她生生在床上躺了好幾個月……哇！難怪媽媽們都這麼疼愛孩子呢，這可真是千金不換啊！

梅老師拋磚引玉地說道：「同學們，我們每個人的生命都只有一次。長的數十年，短的十數年，這是世界上最最珍貴的東西。既然生命這麼珍貴，那麼我們該如何珍愛

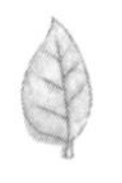
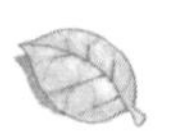

它？如何避免那些傷害自己的行為？老師和家長能不能批評孩子？孩子歡迎什麼樣的教育方式？如果老師和家長批評不當，孩子該怎麼辦？孩子自殺到底是誰的錯？」

火辣辣的問題讓班裡沸騰起來，大家你一言我一語討論得幾乎要吵起架來。經過全班的歸納總結，同學們最終基本達成如下共識：一，老師和家長不應該隨意發脾氣，批評不能過度，責罵不能過激，逼迫學生寫悔過書之類的事情必須嚴厲禁止；二，孩子也沒必要對老師和家長的批評反應過於強烈，如果老師和家長控制不住發脾氣，孩子應該暫時避其鋒芒，等事後再與老師、家長耐心溝通；三，不管遇到什麼情況都不能自殘自傷，更不能輕易放棄生命，因為一輩子還有很多事情要做，不能為了一點小挫折就輕易出局；四，讓生命盡可能地豐富多彩，讓每個人都活出自己的趣味來，我們要從現在起步。

梅老師請同學們在教室後黑板上畫了一棵生命樹，一棵枝葉繁茂、頂天立地的生命樹。然後，每個同學都在生命樹上鄭重簽下名字，既祝福自己，更祝福生命！為落實系列班會的成果，梅老師同意湉湉將「幸福訓練」引進班級。同時，梅老師也鼓勵全班同學共同餵養學校周邊的流浪貓狗，以此培養孩子們的愛心和對生命的尊重意識。

系列班會過後不久，有一天湉湉冷不丁對馬博士說：「阿姨，我與一諾和好了。」

馬博士驚喜連連：「真的啊？是誰主動的？讓我猜一猜哈，我猜，肯定是湉湉主動的！」

湉湉羞澀地點點頭。

「太棒了！能告訴阿姨，你是怎麼想的嗎？」

「當時看到一諾媽媽回來，我就特別不舒服。果然，那陣子她成天媽媽長媽媽短地在我面前炫耀，這不是故意氣我嗎？哼！後來，在您的開導下我想明白了。我有一個好爸爸，一諾沒有；我有愛我的爺爺奶奶，一諾沒有；我還有親愛的外公外婆、姑姑阿姨，一諾也沒有。一諾比我可憐多了！再說一諾對我挺好的，她媽媽對我也挺好的，她們都是好人。」

「拜託跟阿姨透露一下，你們是怎麼和好的好不好？」

「嘻，也沒什麼啦。就是有一次體育課上，老師讓兩人一組玩夾球跑遊戲。正好輪到我和一諾一組，我二話沒說就上去了。結果我們配合得相當默契，還受到老師表揚

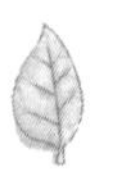
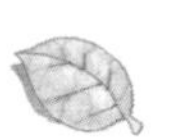

呢！然後我下課就主動喊一諾一起回教室，我們就和好了！」

「怎麼樣，一諾高興嗎？」

「她可高興了，高興得一個勁傻笑。她媽媽也很高興，放學後還特意請我們吃甜點呢，跟我說了許多許多話。」

「哦？一諾媽都說了些什麼呢？」

「嗯……她說她恨不得再要一個像我這樣的女兒……她說我非常聰明乖巧，她很喜歡……當然啦，我知道這都是玩笑話。」

「如果不是玩笑話呢？你願意有這樣一個媽媽嗎？」

「呵呵，每個人都有自己的媽媽，哪能搶別人的媽媽呢。」

「湉湉，並不是只有親生父母才是父母，比如阿姨我就有養父母啊。一諾爸媽要是分別再婚了，一諾就會多出個繼父繼母來。像一諾媽媽這樣的，我覺得你也可以認她乾媽啊，就像西方人認教母一樣——嘿嘿，多個媽媽就多份愛哦！」

湉湉聽了只是憨笑，她私下暗想：要是真有一個那樣的媽媽，肯定感覺不錯吧？

醞釀了大半年，一諾媽媽和朋友合辦的心靈瑜伽會所悄然開張了。梅老師和湉湉父女應邀成為榮譽會員，班上不少同學和他們的家長也陸續前往會所參觀體驗，心靈瑜伽的獨特魅力折服了所有人。

會所裝飾得很質樸，用了大量的原生態材料，像石頭、木材、棉紡織品等等，幾乎沒有什麼金屬。正廳有四面牆的大鏡子，像練功房一樣通透。空氣中有淡淡的花香，四周縈繞著潺潺的水聲。一諾媽穿著舒適的瑜伽服全程做著解說和示範，她介紹說，心靈瑜伽不同於一般瑜伽，它關注的首先是心靈，其次才是身體，修煉心靈瑜伽能幫助我們悅納自己，最終達到身心合一的和諧境界。

「修煉的第一步是感恩和讚美……換好服裝後，我們要對著鏡子正視自己五秒鐘，認真地鞠躬，認真地對自己說：『你辛苦了！現在該放鬆放鬆了！你是最棒的！』然後，我們在舒緩的音樂中閉上眼睛開始修煉……我們要從頭到腳，感謝每一個器官、每一塊骨節、每一寸肌膚。我們要對額頭說：『額頭，你辛苦了，請你放鬆……』我們要對眼睛說：『眼睛，你辛苦了，請你放鬆……』我們要對嘴巴說：『嘴巴，你辛苦了，請你放鬆……』就這樣，一點點安撫我們的身體，讓它徹底放鬆，最後彷彿身體已經不

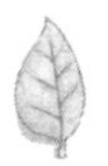

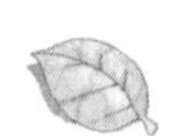

存在一樣。接下來，我們將傾聽心靈的聲音，再一點點安撫它……」

一諾爸爸也接到了邀請，他很好奇前妻能玩出什麼花樣，便抱著玩世不恭的態度到會所瞧熱鬧來了。沒想到，在一諾媽媽的溫柔引導下，他頭一次讓自己慢慢安靜下來。聆聽著天籟般的音樂，想像著心靈沐浴著陽光，在雪域高原最潔淨的湖水中做著SPA，一諾爸爸忽然覺得自己是如此柔軟如此弱小，彷彿嬰兒回歸母腹的感覺。不知不覺間，一股暖流奪眶而出——呵，竟然是久違多年的淚水！

為什麼他總是控制不住地要與一諾媽媽作對呢？難道作對是他維護尊嚴的唯一方式嗎？他不得不承認，這些年他對她一直愛恨交加，他受不了一個女人逃離自己，總覺得是她的背叛毀了自己的人生，可事實當真如此嗎？為了打擊報復她，他幾乎用盡了一切手段。沒想到，他越暴怒，她越平靜；他越粗魯，她越禮貌；他越像個魔，她越像個神……

後來，他只能躲著她，並故意表現出一副拒她於千里之外的決絕模樣。她卻不依不饒，持續不斷地給他發短信、發郵件，反覆耐心地請求他走出心獄，給自己和一諾一個光明的未來。是啊，她說的沒錯，他不能剝奪她們母女享受親情的權利。走遍天涯海角，她都是一諾的親生母親，一諾都是她的親生女兒，這種血緣親情連上帝也無法改變。他這麼跟她作對不也是讓自己不得解脫嗎？

一諾爸爸決定以後定期來做心靈瑜伽，因為這讓他有脫胎換骨的通暢感，比泡溫泉、洗桑拿都強多了。他同時還決定，今後對前妻與女兒的來往睜隻眼閉隻眼。「扯蛋的自尊心，滾你媽的！」他惡狠狠地對自己說。

因為馬博士是專業人士，一諾媽媽唯恐班門弄斧毀了信心，所以起初並沒同馬博士談及心靈瑜伽的事。待會所開張後，一諾媽媽忐忑不安地懇請馬博士批評指正，她想馬博士對這種「小兒科」肯定不以為然，能蜻蜓點水地敷衍一番就很給面子了。可馬博士的反應讓一諾媽媽驚喜不已！她對一諾媽媽讚不絕口，不僅主動報名成為會員，還表示要爭取成為最優秀的修練者！

湉湉爸是個理性的人，他在體驗心靈瑜伽的當下十分感動，可兩天後恢復常態，他又覺得所謂「心靈瑜伽」不過是一種現代休閒方式，沒事玩玩可以，當不得真。他直言不諱地對馬博士說：「真有病，還不得投奔您這樣的專業醫生，誰會在會所瞎耽誤功

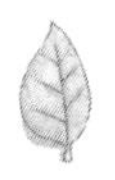
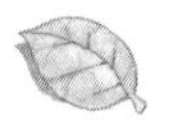

夫？我看一諾媽媽這事，一個字：『懸！』兩個字：『很懸！』」

馬博士笑著搖搖頭：「話可不能這麼說。這項訓練同時兼顧了身體和心靈，能有效促進身心交融，真的很不錯！現代都市人壓力山大，如果再不有意識地採取措施自我呵護，後果真的不堪設想！可惜啊，人們情願把錢花在名車豪宅奢侈品上，卻就是不願意花在滋養自己的心靈上。為什麼？因為心靈看不見摸不著嘛。現代人太功利了，有用的事情才做，沒用的事情堅決不做。滋養心靈有什麼用呢？反正也感覺不出來。殊不知，『磨刀不誤砍材工』，如果我們任由心靈乾枯，日積月累，總有一天我們都會抑鬱！」

湉湉爸狡黠地擠擠眼睛：「您這是給一諾媽媽打廣告吧，想動員我們都去做心靈瑜伽？」

馬博士忍俊不禁：「您要真這麼理解我也不反對，我還真願意給心靈瑜伽做廣告！我巴不得你們去做各種呵護心靈的事，叫『心靈瑜伽』也好，叫『心靈按摩』也罷，叫『心靈沐浴』也無可無不可！總之，等你們都能夠自我養護了，我的門診量也不會急劇上升了！當醫生的，不就是希望大家平安無事嗎？」

湉湉爸不得不承認馬博士說得有理。是啊，及時有效地排遣壓力，應該成為每個現代人的必修課。可這樣的功課得修到什麼時候？難不成得修一輩子？聽說國外心理醫生十分吃香，人們去看心理醫生就跟去看牙醫一樣平常，莫非我們也要過上這樣的生活了？湉湉現在已經離不開心理醫生了，這樣的生活代表著先進和優越嗎？為了呵護心靈而採取措施，這樣的做法難道就不功利嗎？湉湉爸越想越凌亂，他找不到答案。

馬博士似乎看穿了湉湉爸的心事，她言歸正傳談起了他們的治療。馬博士認為，父女倆的「療傷計畫」已基本告一段落，結果比預期的還要好，他們現在都能夠正視現實，治癒創傷是遲早的事。馬博士提醒湉湉爸，心理諮詢是有效的，但並不是唯一的，而且完全依賴心理諮詢效果可能適得其反。她建議他們繼續參加有益的親子活動，繼續加強互動和交流，繼續用安全有效的親子陪伴來拓展提升心靈。

「對了，不妨讓湉湉學習學習藝術啊。彈琴、跳舞、唱歌，書法、繪畫、陶藝，這些都是小姑娘不反感的吧？藝術是陶冶情操的絕佳方式，當人們寄情於藝術時，他將感受到真善美的力量，他的靈魂會在藝術中淨化、升騰……」

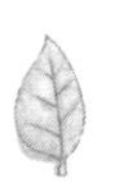

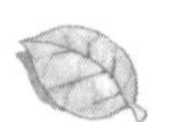

湉湉爸猶豫了。湉湉小時候可沒少學藝術，那時候湉湉媽帶著她東彈鋼琴、西學書法、南練芭蕾、北上美術。後來是湉湉爸把這些課全停了，因為他不想讓孩子這麼忙、這麼累。怎麼，現在再回到老路上去？

「不，讓孩子自己選擇吧！只有她真正熱愛藝術，藝術才會對她起作用，否則再美妙的音樂也無非是對牛彈琴不是嗎？如果她實在沒有藝術細胞，那也不必勉強，讀讀書、寫寫作那也不錯。您陪她多讀一些文學作品，和她一起進入奇幻的文字王國，你們父女倆一定都會受益無窮！」

也巧，和馬博士這次談話後不久，剪紙爺爺「從藝六十周年」作品匯展在美術館隆重開幕。剪紙爺爺沒忘記湉湉，他早早派人給湉湉送來大紅燙金的請柬，希望湉湉屆時能作為開幕式剪綵嘉賓光臨現場！

爸爸不敢怠慢，當天把湉湉梳洗打扮了提前帶到美術館，再三叮囑她在這樣的場合不准這樣、不准那樣。可湉湉一見剪紙爺爺，立刻把爸爸的叮囑丟到了太平洋，在湉湉眼裡剪紙爺爺哪是什麼大人物，還不就是一個風趣好玩的糟老頭子嘛！祖孫倆一見面，那一雙大手和一雙小手就再也沒鬆開過，爸爸整個被晾在了一邊。等開幕式結束回到家裡，湉湉對爸爸宣佈：「我決定跟爺爺學剪紙了，爺爺勸我半天我才答應的，我們本來是朋友。」

事後爸爸才知道，剪紙爺爺已經很多年不收徒弟了，而這一次他是把湉湉當關門弟子收的。剪紙爺爺不讓舉行拜師儀式，別說繁瑣的跪拜儀式，即便簡單的鞠躬敬禮，剪紙爺爺也不要。他對湉湉說：「我們名義上是師徒，實際上還是朋友好不好？」湉湉笑眯眯地揪揪他的鬍子。

剪紙爺爺有一雙神手，他剪什麼像什麼，拿起剪刀「咔嚓嚓」，不帶絲毫猶豫的。鳥飛過來了，剪紙爺爺取過一張紅紙，三下兩下剪出一幅《喜鵲鬧春》；貓撲過來了，剪紙爺爺取過一張綠紙，三下兩下剪出一幅《貓咪撲蝶》；小孩子在踢毽子、玩抖嗡，剪紙爺爺取過一張藍紙，三下兩下剪出一幅《我的童年》。湉湉佩服得不行，她多想像剪紙爺爺一樣也有一雙神手啊！

可剪紙爺爺告訴她說：「剪什麼像什麼不是本事，剪出事物的魂魄，那才叫真功夫！」

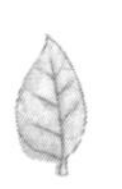
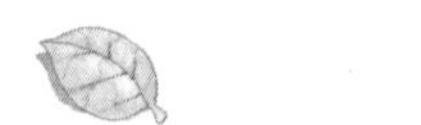

魂魄？這是什麼東東？湉湉大惑不解。

剪紙爺爺又說：「你要把自己剪進去。把你呼吸到的空氣，把你看到的風景，把你感受到的情感，統統剪進去。最好的剪紙作品是美，是愛，是自由，是希望，是對生命的讚美！」

湉湉似懂非懂，但她聽進了爺爺的話。

剪紙爺爺送湉湉一把精緻的小剪刀，圓頭的，戴著安全帽，用起來很合手。剪紙爺爺又送湉湉一遝彩色的紙，鼓勵她想剪什麼就剪什麼，完全地隨心所欲。剪完一遝，又來一遝。剪完一遝，又來一遝。湉湉說怎麼要剪這麼多廢紙啊，剪紙爺爺回答：「至少要剪十遝廢紙，你才能和各種各樣的紙交上朋友。」

十遝紙剪完了，剪紙爺爺問湉湉有什麼收穫，湉湉回答：「以前對紙沒用過心思，覺得它們都是一樣的。現在覺得每張紙都不一樣，它們好像是活的。」

剪紙爺爺點點頭：「這就對了，湉湉真與紙交上朋友了！下面請你學著和紙對話。每次在開動剪刀前，請你先靜下心與紙對視一會兒。看清它的質地，看清它的紋理，看清它的性格。你要問紙想變成什麼，紙有什麼願望，紙有什麼渴望，你要尊重它。」

湉湉似懂非懂，但她聽進了爺爺的話。

冬去春來，寒來暑往，湉湉又長高了，又長大了。

有一天，湉湉問爸爸：「媽媽在哪兒？」

爸爸回答：「媽媽在一個很遠很遠的山裡，一個叫做『靜棲園』的地方。」

湉湉說：「我們去看看媽媽好嗎？我想她了。」

爸爸回答：「好的，等你不傷心的時候我們就去。我也想她了。」

媽媽的忌日快要到了，一個初夏的星期天，湉湉穿著媽媽小時候那條藍底粉花的棉布裙子，跟爸爸一起去探望媽媽。他們駛過城市，駛過郊區，駛進一座鬱鬱蔥蔥的大山。山裡空氣清新，景色怡人，湉湉東望望，西瞧瞧，感覺跟平時的遠足沒有兩樣。

靜棲園依山而建，有零零星星的雕塑散落園中，看上去好有藝術感。大概是因為附近有村落民居的緣故吧，園裡竟然出沒著不少野貓。牠們四下裡喵來喵去，一會兒在樹上鑽出一隻黃的，一會兒在石後露出一隻花的，一會兒在路上跳出一隻白的，一個個活躍得彷彿山林的音符似的。湉湉原先以為墓園是一個陰森可怕的地方，那裡有妖、有

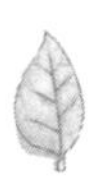

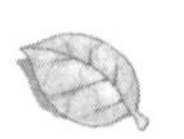

魔、有女巫，颳起風來有猙獰的笑聲，下起雨來有淒厲的哭泣。嗨，這樣子自己嚇自己可真夠傻的！等真正到了墓園才知道，這兒跟一般的山林也沒多大區別，無非是多了些石碑、石墓罷了。

媽媽的墓地不大，白色的大理石基座上躺著一卷白色的石書，是媽媽喜歡的唐詩宋詞嗎？爸爸可真夠懂媽媽的，有詩書作伴，媽媽一定不會太寂寞吧。湉湉一路上想著媽媽，似乎醞釀了一肚子話要說，可當真想見到媽媽了，她又覺得該說的話都跟媽媽說過了，媽媽好像從來也沒離開過她似的。她繞著媽媽的墓地轉了幾圈，最後乖巧地坐到大理石基座上，幫媽媽擦拭著照片上的灰塵。

爸爸獻上一束潔白的百合，輕輕地說：「我們來了，你還好嗎？」

沒有回答，只有風兒輕吟。

爸爸逕自跪倒在墓前，湉湉也學著爸爸的樣兒，跟著跪倒在墓前；爸爸給媽媽深深地磕了三個頭，湉湉也學著爸爸的樣兒，給媽媽深深地磕了三個頭。

爸爸對媽媽說：「對不起，我沒照顧好你，辜負了你的終身託付！不過請你放心，我以後不會再犯錯，我會照顧好咱們的寶貝湉湉，讓她成長一個好姑娘……」

爸爸拉著湉湉站起身，摸著她的腦袋問：「湉湉，不跟媽媽說點什麼嗎？」

湉湉遲疑了一會兒，就把貓的情況、家裡的情況、學校的情況一一說了。說了一會兒，她覺得這樣子說話挺彆扭的，她就忽然打住了：「媽媽，以後我還是給你寫信吧，像以前那樣子天天寫好嗎？對了，媽媽，我還有禮物要送給你呢，你等著哦！」

湉湉從隨身攜帶的小包裡掏啊掏啊，掏出一張折疊的紅紙來：「媽媽，這是我創作的剪紙作品，爺爺給起了個名字叫《飛翔》。你看，這是一個媽媽，這是一個寶寶，這是一隻貓，媽媽帶著寶寶飛啊飛啊，飛到他們最喜歡的地方！媽媽，你喜歡這幅作品嗎？我送給你啦！」

湉湉說著將剪紙壓在百合花下面，緊貼著那卷石書。這話提醒了爸爸，他也想起來還有一件禮物要送給媽媽。爸爸也在隨身攜帶的小包裡掏啊掏，最後也掏出一張紙樣的東西來，原來是那張最後的全家福。媽媽離世前，他們全家曾在遊樂場玩了一整天，爸爸當時用手機自拍了這張一家三口的合影。爸爸說因為手機款式陳舊，照片很難列印出來，現在將這張照片列印出來可費了一番心思。

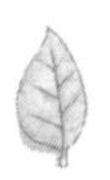

日頭西斜，該到了與媽媽說再見的時候了。

爸爸讓湉湉鞠躬作別，湉湉一擰脖子：「我不要和媽媽再見，我們以後還要來呢。」

爸爸微微一笑，沒有強求。他們牽著手默默下山，林間的鳥兒嘰嘰喳喳，似乎在為他們唱著送行歌。快出園子的時候，湉湉停下腳步轉身向媽媽的墓地回望。咦，媽媽的墓石上好像有一隻黑貓耶！湉湉不由地丟開爸爸的手定睛細看。可不是嘛！還真有一隻全身烏黑的貓咪呢。此時此刻，牠神氣活現地坐在那卷石書旁邊，似乎正在認真地洗臉！

湉湉忍不住「呵呵」笑了。爸爸問她笑什麼？湉湉笑得抬不起頭，她不想把這個祕密告訴爸爸。爸爸也好奇地駐足回望，可他什麼也沒看到，只看到林中暮色蒼茫。爸爸歎息著說了聲「傻丫頭」，然後又牽著湉湉的手往前走。湉湉一邊走一邊扭著頭，黑貓漸漸只剩一個剪影了，黑貓漸漸只剩一團黑霧了，黑貓漸漸只剩一個黑點了，黑貓漸漸什麼也看不見了……

湉湉轉過身，大踏步地跟著爸爸前行。

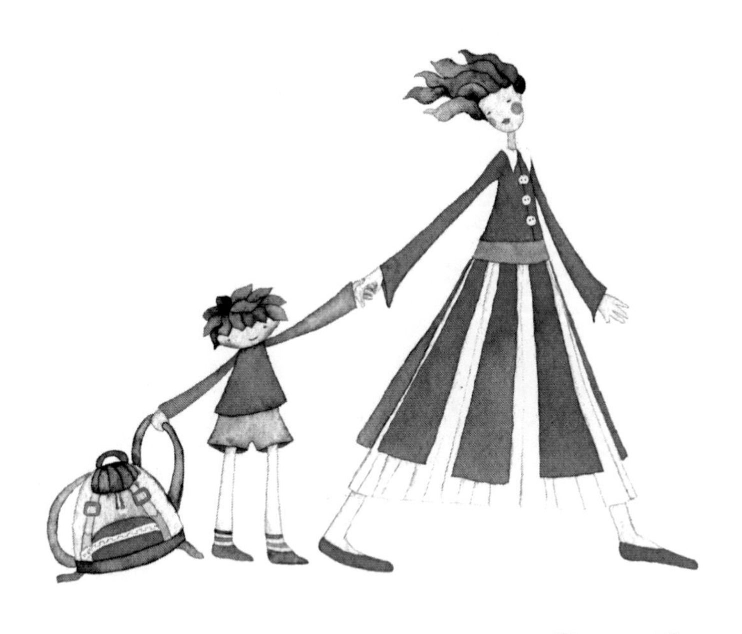

有貓的日子永遠是好日子，最好全天下、滿世界貓咪隨處可見才好！

媽媽，不知道你現在開心嗎？湉湉真的好想知道。

二〇一三年二月至二〇一四年二月

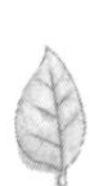

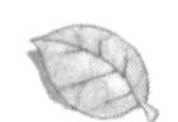

【後記】尊重生命，學會愛

這是一個真實的故事。

二〇〇五年五月的一天，我的大學同學春蕾忽然跳樓自殺，留下自己和父母兩個破碎的家庭。可憐她當時年僅三十五歲，膝下有一個六歲的女兒，正上幼稚園大班。我與春蕾既是同鄉、同窗，後來又是一個報社的同事，命運讓我們有著極其相似的成長環境和成長經歷。所以，平時雖然各自忙碌，鮮有閒話的機會，心裡頭卻總有惺惺相惜、感同身受的默契。

忘不了初獲消息時的震驚：全身冰涼，手腳顫抖，眼神發直，頭腦一片空白……不管不顧，我當眾嚎啕大哭！這樣的失態對於我，是從來沒有的事。彷彿看到春蕾淒慘地臥在血泊中，我一下子就崩潰了！其實那段時間，我自己也身心俱疲，彷彿走到了世界的盡頭，不僅感受不到生之樂趣，還總被心底的怪獸誘惑著，恨不得隨時追隨牠一走了之。是春蕾救了我！她用自己的死將我從泥淖中托舉出來，我一邊用力攀爬一邊涕淚縱橫。是啊，死亡除了會給親人帶來無盡的傷痛，還能帶來什麼？沒有，什麼都沒有！只有活著才有一切！

後來，我知道春蕾是罹患了抑鬱症。後來，我知道許許多多人都罹患了抑鬱症。後來，我開始關注抑鬱症和心理話題。我不想讓春蕾白死，我不想讓自己和許許多多人一樣，前仆後繼地成為心理疾病的殉葬品。為什麼我們的物質生活飛速地豐富了，我們的精神生活卻飛速地空虛了？為什麼我們離成功一天天近了，離幸福卻一天天遠了？為什麼我們表面看上去既強大又光鮮，內心深處卻既脆弱又灰暗？漫漫人生路，我們若一直能從容自在地安放自己的心靈，那該多好啊！春蕾走後，我一直揪心她的女兒，沒有母親的童年會是什麼顏色？那孩子還能健康成長嗎？後來聽說他們搬家了，後來聽說他們開始了新生活……

二〇一一年七月二日上午，南京市第一中學初中部的電化教室裡，坐滿了學生和家長。這一天是週六，其時中考已結束近二十天，成績也即將揭曉，還有什麼重要的課程

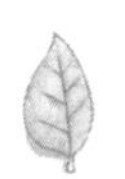

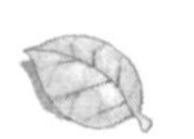

引來這麼多學生和家長？九點鐘，伴隨著鄭智化的〈別哭我最愛的人〉，講臺大螢幕上開始播放一段視頻。一張張照片緩緩閃現，記錄了一個女孩成長的歷程。從可愛的嬰兒到青澀的幼女，再到花樣少女。然而就在女孩像鮮花般綻放的時候，一切都消失了，取而代之的是一具冰冷的靈柩！

八分四十四秒的視頻放完，現場噓唏不已。這是一堂特殊的生命課，主講人是南京一中的英語特級教師黃侃，照片中的女孩就是她的女兒遠遠。二〇〇九年二月八日，遠遠在荷蘭留學時因不堪強迫症的折磨選擇了自殺，她在給媽媽的遺書中說：「親愛的媽媽，我知道我沒有資格鼓勵你要堅強不要為我哭泣之類……我真的太太太累了，八年來一次次平定崩塌的心靈，而當它再一次崩塌時我又無能為力，只有咬牙忍受再尋找調整的機會，而現實的事務又被耽擱著，現實的美好被破壞著，我真的厭倦了……」

為了不影響心愛的學生，黃侃老師將失女之痛在心裡雪藏了兩年，直到自己帶的這個班孩子初中畢業。在最後一堂生命課上，黃侃老師聲淚俱下地對家長和同學們說：「不要太糾結分數的高低，考試成績不是判斷一個學生成功與否的標準，人生還有很多很多的風景。」「我希望孩子們能夠學會面對生命中的痛苦、挫折、不幸，無論遇到什麼事情，都要珍惜生命，生命只有一次，只要活著，就有希望。」「我希望家長們請學會欣賞子女，看到他們的獨特之處，給孩子充分的信任和鼓勵，盡可能地陪伴孩子成長的每一步。」

遠遠的故事讓我再一次想起春蕾，想起春蕾的女兒。我很高興這孩子現在已平安長大，長成了一個妙齡少女。而我自己通過不懈努力，這些年也慢慢學會接納自己，並進一步與自己握手言歡。當我最終走出那個荒涼絕望的心靈沙漠時，我不會忘記，是春蕾救了我！用一種過於酷烈的方式！

可是，還有許許多多人在痛苦著在掙扎著，許許多多的悲劇在或遠或近的地方發生著。

那麼，除了懷念，除了祝福，除了嗟歎，我們還能做些什麼？

二〇一三年，黃侃老師從女兒的保險理賠金中拿出十萬元設立了「健心獎」，專門獎勵那些從事心理工作的學校老師，感謝他們讓許多受心理疾病困擾的孩子得到康復。二〇一三年，我開始寫作這部十來萬字的小長篇，不僅希望能用文字紀念春蕾，更希望能用文字幫助千千萬萬壓力重重的家庭，尤其是那些柔軟無力的孩子們。小說裡的「媽

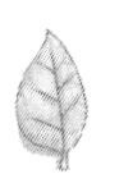

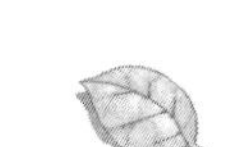

媽」既有春蕾的影子，也是我和我們「七零後」的化身，而小說裡的「湉湉」則跟現在不少大城市的孩子差不多。通過這部小說，我想說：人們啊，請你們放慢腳步等等自己的心靈吧，請你們嘗試著把自己寵愛在懷裡，讓自己的傷痛少一點，再少一點……

心理疾病正成為現代社會的頭號殺手，我們身邊已不乏這樣那樣的慘痛案例，不僅成人世界經常出現種種狀況，甚至年幼無知的孩子也頻頻自我傷害。而與心理疾病的殺傷力相比較，我們對心理疾病的認識和重視還遠遠不夠，無知無識的現象普通存在，更不用說採取強有力的應對措施了。據我所知，現在只有少數中小學開設了心理輔導課程，但這些課程往往可上可不上，學生在成長階段往往錯過了認識心理、管理情緒的學習，從而為成年後應對更複雜的社會現實埋下了隱患。

《不和媽媽說再見》首先是一部文學作品，它通過流暢優美的語言、純淨感人的故事巧妙涉及心理健康主題，可讀性、指導性兼備，適合十至十六歲的孩子和他們的家長進行親子閱讀。小說中的很多話題可以進一步拓展延伸，比如家庭遭遇變故後的應對，對生命和死亡的認識和理解，情緒和情感的認識和管理，情感溝通和交流的方式，藝術與人格健全的關係等等，這些都適合在親子閱讀中深入探討。

當下的中國兒童文學以「淺閱讀」為主，娛樂至上充斥生活的方方面面。不少家長和老師都習慣給孩子展示美好光明、輕鬆愉快的一面，同時刻意迴避那些客觀存在、一般被認為是「負面」的東西（比如死亡、離婚），他們的理由無非是不想讓孩子憂傷，以為憂傷是多餘的、討厭的。而如果放任孩子自己選擇，按照人性的本能以及課業負擔過重的現實，他們毫無疑問也寧願選擇淺閱讀的文本。長此以往，我們的孩子就會越來越脆弱，越來越難以理解生命的意義。

因此，適當推介一些以「負面」主題傳遞「正面」能量的文本，不僅非常必要，而且任重道遠。

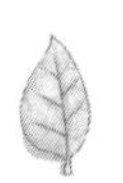

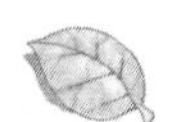

少年文學20　PG1205

不和媽媽說再見

作者／趙銳
責任編輯／林千惠
圖文排版／張慧雯
封面設計／陳佩蓉
出版策劃／秀威少年
製作發行／秀威資訊科技股份有限公司
114 台北市內湖區瑞光路76巷65號1樓
電話：+886-2-2796-3638
傳真：+886-2-2796-1377
服務信箱：service@showwe.com.tw
http://www.showwe.com.tw

郵政劃撥／19563868
戶名：秀威資訊科技股份有限公司
展售門市／國家書店【松江門市】
104 台北市中山區松江路209號1樓
電話：+886-2-2518-0207
傳真：+886-2-2518-0778

網路訂購／秀威網路書店：http://www.bodbooks.com.tw
國家網路書店：http://www.govbooks.com.tw
法律顧問／毛國樑　律師

總經銷／聯寶國際文化事業有限公司
221新北市汐止區康寧街169巷27號8樓
電話：+886-2-2695-4083
傳真：+886-2-2695-4087

出版日期／2014年11月　BOD一版　**定價**／280元
ISBN／978-986-5731-08-3

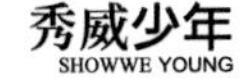

國家圖書館出版品預行編目

不和媽媽說再見 / 趙銳著. -- 一版. -- 臺北市 : 秀威少年, 2014. 11

面； 公分

ISBN 978-986-5731-08-3 (平裝)

1. 憂鬱症 2. 病人 3. 通俗作品

415.985 103015664

讀者回函卡

感謝您購買本書，為提升服務品質，請填妥以下資料，將讀者回函卡直接寄回或傳真本公司，收到您的寶貴意見後，我們會收藏記錄及檢討，謝謝！

如您需要了解本公司最新出版書目、購書優惠或企劃活動，歡迎您上網查詢或下載相關資料：http:// www.showwe.com.tw

您購買的書名：＿＿＿＿＿＿＿＿＿＿＿＿＿＿＿＿＿＿＿＿＿＿＿＿

出生日期：＿＿＿＿＿年＿＿＿＿＿月＿＿＿＿＿日

學歷：□高中（含）以下　□大專　□研究所（含）以上

職業：□製造業　□金融業　□資訊業　□軍警　□傳播業　□自由業

□服務業　□公務員　□教職　□學生　□家管　□其它＿＿＿

購書地點：□網路書店　□實體書店　□書展　□郵購　□贈閱　□其他

您從何得知本書的消息？

□網路書店　□實體書店　□網路搜尋　□電子報　□書訊　□雜誌

□傳播媒體　□親友推薦　□網站推薦　□部落格　□其他＿＿＿＿＿

您對本書的評價：（請填代號　1.非常滿意　2.滿意　3.尚可　4.再改進）

封面設計＿＿　版面編排＿＿　內容＿＿　文／譯筆＿＿　價格＿＿

讀完書後您覺得：

□很有收穫　□有收穫　□收穫不多　□沒收穫

對我們的建議：＿＿＿＿＿＿＿＿＿＿＿＿＿＿＿＿＿＿＿＿＿＿＿＿

＿＿＿＿＿＿＿＿＿＿＿＿＿＿＿＿＿＿＿＿＿＿＿＿＿＿＿＿＿＿＿

＿＿＿＿＿＿＿＿＿＿＿＿＿＿＿＿＿＿＿＿＿＿＿＿＿＿＿＿＿＿＿

＿＿＿＿＿＿＿＿＿＿＿＿＿＿＿＿＿＿＿＿＿＿＿＿＿＿＿＿＿＿＿

請貼
郵票

11466
台北市內湖區瑞光路 76 巷 65 號 1 樓
秀威資訊科技股份有限公司 收
BOD 數位出版事業部

（請沿線對折寄回，謝謝！）

姓　　名：＿＿＿＿＿＿＿＿　年齡：＿＿＿＿　性別：□女　□男

郵遞區號：□□□□□

地　　址：＿＿＿＿＿＿＿＿＿＿＿＿＿＿＿＿

聯絡電話：(日)＿＿＿＿＿＿＿＿＿＿(夜)＿＿＿＿＿＿＿＿＿＿

E-mail：＿＿＿＿＿＿＿＿＿＿＿＿＿＿＿＿